3S और हमारा स्वास्थ्य

एक स्वस्थ जीवन की तरफ

रघुराज राजेन्द्रन

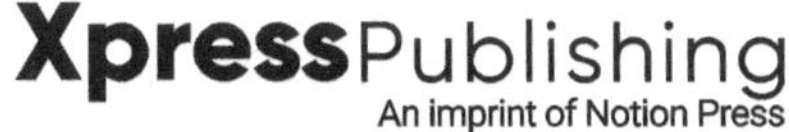

XpressPublishing
An imprint of Notion Press

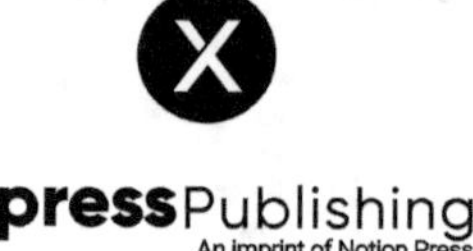

Old No. 38, New No. 6
McNichols Road, Chetpet
Chennai - 600 031

First Published by Notion Press 2019
Copyright © Raghuraj Rajendran 2019
All Rights Reserved.

ISBN 978-1-64783-400-5

संतुलित वजन

अच्छी नींद

बेहतर ऊर्जा

3S और हमारा स्वास्थ्य

रघुराज राजेन्द्रन

क्रम-सूची

भूमिका

आभार

इस पुस्तक पर नाम तो लेखक का अंकित है। लेकिन लेखक स्वयं ऋणी है उन सभी का जिन्होंने इस पुस्तक के सृजन में प्रत्यक्ष या परोक्ष रूप से अपना योगदान दिया है। मैं प्रारंभ में ही यह कहना चाहूँगा कि ना चाहते हुए भी, यह संभावित है कि आभार अभिव्यक्ति में कुछ का उल्लेख न हो पाए। इसके लिए मैं क्षमाप्रार्थी हूँ।

मैं डॉ. जगन्नाथ दीक्षित के सतत् मार्गदर्शन का हृदय से आभारी हूँ। उनका शोध कार्य, इस पुस्तक में उल्लिखित तथ्यों के संदर्भ में, अत्यंत महत्वपूर्ण है। डॉ. रॉबर्ट लस्टिग और डॉ. सुहास क्षीरसागर, जिनसे मेरी व्यक्तिगत मुलाकात नहीं हुई है, उन्होंने मुझपर अपना अमिट प्रभाव छोड़ा है और यह इस पुस्तक में स्पष्टतया परिलक्षित होगा।

मैं श्री धर्मेन्द्र प्रधान के प्रति कृतज्ञ हूँ जिन्होंने मेरे इस प्रयास के लिए प्रोत्साहन और प्रेरणा दी। मेरा सौभाग्य है कि मुझे निदेशक, एलबीएसएनएए (LBSNAA) डॉ. संजीव चोपड़ा, के रूप में एक गुरु एवं पथ-प्रदर्शक मिले। मैं इस अवसर पर उनका तथा अपने अन्य वरिष्ठ सहकर्मियों का धन्यवाद करना चाहूँगा जिन्होंने सदैव मुझे प्रोत्साहित किया है। श्री एन बैजेन्द्र कुमार (अध्यक्ष-सह-प्रबंध निदेशक, एन.एम.डी.सी), श्री मनोज झालानी (स्वास्थ्य मंत्रालय), श्री मनोज आहूजा (विशेष निदेशक, एल.बी.एस.एन.ए.ए [LBSNAA]) का नाम ऐसे लोगों में अग्रगण्य है, परंतु निश्चित तौर पर इस सूची में अन्य कई शामिल हैं।

मैं डॉ. पी. के. शशिधरन का आभारी हूँ जिन्होंने पुस्तक के प्रकाशन से पहले इसको पढ़ा और अपने बहुमूल्य सुझाव दिए।

मैं अपने सहकर्मियों- जतिन, अंकुर, प्रत्यूष, दीपक, योगेन्द्र, गोरा जी एवं पूरी टीम के प्रति भी आभार व्यक्त करता हूँ जिन्होंने मेरे इस कार्य में भरपूर सहयोग किया है।

मैं नोशन प्रेस का भी धन्यवाद करता हूँ। नोशन प्रेस ने एक ऐसा मंच प्रदान किया है जिससे अंतरात्मा पर किसी बोझ के बिना अपनी पुस्तकों को प्रकाशित किया जा सकता है।

मैं अपने पिताजी का अनुग्रहित हूँ जिन्होंने न केवल मेरी सुझायी जीवन शैली को अपनाया और साथ-साथ मेरा मार्गदर्शन भी किया। वह मेरे जीवन के श्रेष्ठ पलों में से एक था, जब उन्होंने मुझे फोन करके यह बताया कि आहार-नियम के अनुसरण के बाद उन्होंने अपना वजन 8 किलो कम कर लिया है और स्वयं को काफी ऊर्जावान महसूस कर रहे हैं। मैं अपनी माताजी के प्यार और उस विश्वास के लिए उनका आभारी हूँ जो उन्होंने तब भी जताया जब वो मेरी बातों से आश्वस्त नहीं थीं। मेरे भाई, तुम्हारे आलिंगन में मेरा सर्वस्व है।

यदि मैं गौरी की चर्चा न करूँ तो वह मुझसे शिकायत करेगी। यही बात अल्ली और अप्पू के साथ भी है। क्यों नहीं, वास्तविकता भी यही है कि उनके प्रति मेरा प्यार अक्षुण्ण है। वे मेरी शक्ति हैं, मेरा गर्व है। उनके बिना मेरा कोई अस्तित्व ही नहीं है, पुस्तक की तो बात ही क्या !

पावती (स्वीकृति)

प्राक्कथन

यह पुस्तक आपको कुछ बताना चाहती है, बेचना नहीं। यहाँ तक कि इस पुस्तक को बेचना भी मूल उद्देश्य नहीं है| पर्यावरण संरक्षण की दृष्टि से, इसे पढ़ने के बाद आप सप्रेम अपने किसी प्रियजन को भेंट कर सकते हैं | पुस्तक में दी गई जानकारी www.3Sandourhealth.org पर संदर्भ के लिए हमेशा उपलब्ध रहेगी।

1

परिचय

मेरा सुझाव केवल इतना है :

3S से बचें: चीनी(Sugar), स्नैक्स(Snacks), रात का खाना(Supper)

3S को अपनाएं: खेल (Sports), संगीत (Sangeet), नींद(Sleep)

मैं विस्तार से बताता हूं -

यह पुस्तक आपको दीर्घायु बनाने से अधिक, आपको जीवंत बनाने के बारे में है यदि आप अपने समय का सर्वोत्तम उपयोग करना चाहते हैं, तो उसके लिए यह एक प्रभावशाली दृष्टिकोण हो सकता है | अगले बीस मिनट आपके जीवन को बदल सकते हैं!

हम में से कई लोग अपने वजन को नियंत्रण में रखने के लिए संघर्ष करते हैं। हम में से कई डायबिटिक (Diabetic) हैं या होने की कगार पर हैं । कुछ लोग दिन गुजरने के साथ साथ खुद को कम ऊर्जावान महसूस करने लगते हैं । कुछ लोगों को नींद बहुत कम आती है या टूट-टूट कर आती है और उन्हें उनींदी छाई रहती है। यदि आप इस संबंध में कुछ सुझावों की तलाश कर रहे हैं, तो यह पुस्तक आपके लिए है। और सुझाव हैं :

1. चीनी (Refined Sugar) और मिठाई से बचें।

2. अंधेरा होने से पहले दिन का अंतिम भोजन करें (1800 बजे से पहले)।

3. व्यायाम से पहले सुबह चाय न लें।

4. स्नैक्स से बचें: पहले-पहले, दिन में तीन बार भोजन करें- 0900, 1300, 1800 बजे ।

5. कम ग्लाइसेमिक इंडेक्स फूड (स्प्राउट्स, फ्रूट्स, नट्स आदि) खाएं - एक नेचरटेरियन[1](Natureatarian) बनें।

6. दिन में 3 की बजाय 2 बार भोजन करें।

7. रोजाना सुबह व्यायाम करें।

इनमें से प्रत्येक सुझाव के पीछे एक निश्चित तर्क है। यह कहना आसान होगा कि आपको इन सुझावों का पालन करना चाहिए क्योंकि कुछ धर्म या कुछ संत ऐसा बताते हैं। आप ध्यान से पढ़े तो आपको स्वतः लगेगा कि इनमे से कुछ युक्तियां मान्यता प्राप्त धार्मिक सिद्धांत हैं। इस संबंध में पारंपरिक ज्ञान, पीढ़ियों से दिया जा रहा है। लेकिन युक्तियों के पीछे का तर्क समय-अंतराल में खो जाता है। आधुनिक युग में, सही हो या गलत जानकारी हर किसी की उंगलियों पर है। ऐसे में, सिद्धांत तब तक टिकाऊ और स्वीकार्य नहीं बन पाते जब तक उन्हें कारण सहित पुख़्ता न बनाया जाए। इस पुस्तक में, 'क्या करें' के साथ-साथ 'क्यों करें' भी विस्तार से बताने की कोशिश की गई है |

[1]इस भारी-भरकम शब्द को यह दर्शाने के लिए बनाया गया है हमें ऐसे खाद्य पदार्थ खाने चाहिए जिन्हें मानव द्वारा कम से कम संसाधित किया गया हो ।

2

चीनी और मिठाई से बचिए!

अगर इस किताब से ग्रहण करने योग्य सार निकाला जाए तो वह यही होगा, कि **चीनी से बचें!** इस विष से छुटकारा पायें, तब आप शायद स्वयं से ही अपेक्षित उत्तम अवस्था को प्राप्त कर लेंगे।

पर चीनी पर पूर्ण प्रतिबंध क्यों? यहां, मैं आपको कुछ सुझाव दूँगा। आप इस किताब को पढ़ना रोक कर गूगल पर या यू-ट्यूब पर 'दैट शुगर फिल्म' (That Sugar Film) टाइप कीजिये। आपको वीडियो सेक्शन में कुछ ट्रेलर मिलेंगे और संभावना है कि आपको पूरी की पूरी फिल्म मिल जाए जो लगभग डेढ़ घंटे की है। इसे देखिये! मैंने इसे देखा और इसने मेरा जीवन और जीवन के प्रति नजरिया बदल दिया।

जब मैंने यह फिल्म पहली बार देखी थी तब मैं दिन में केवल दो बार भोजन करने की पद्धति पर भरोसा करने के लिए संघर्षरत था, जो डॉक्टर जगन्नाथ दीक्षित[1] द्वारा सुझाया गया है। डॉ. जगन्नाथ दीक्षित का सुझाव बहुत सरल है। आप दिन में दो बार ही खाना खाईये। अधिक बार दिन में खाना खाने से शरीर में इंसुलिन का श्राव बढ़ जाता है और धीरे-धीरे शरीर में उपलब्ध इंसुलिन की मात्रा भोजन से प्राप्त ग्लूकोज को प्रोसेस करने के लिए पर्याप्त नहीं होती है। इसी कारण से डायबिटिश का रोग उत्पन्न होता है। डॉ. दीक्षित मधुमेह रोगियों को पूरी तरीके से चीनी एवं मीठा छोड़ने की सलाह देते हैं। मैं मधुमेह का रोगी नहीं था। इसलिए मैं अपना भोजन अच्छी खासी मिठाइयों के साथ मज़े से लेता था।

रात तक, जोरदार भूख सताने लगती थी। यूं तो बात ठीक थी। लेकिन, कभी-कभी तो मैं अपनी भूख को दबा कर सोने में सफल हो जाता था। बाकी दिनों में, मैं नहीं रह पाता था। इस वक्त कुछ दिलचस्प घट रहा था। रात को मुझे भयानक भूख लगती। लेकिन यदि मैं भूखा सो पाने में सफल हो गया, तो सुबह तक सारी भूख गायब हो जाती थी! सुबह भरपूर

शारीरिक व्यायाम करके भी मुझे थकान नहीं हो रही थी। न ही खाने की इच्छा होती।

ये विचित्र था क्योंकि इस समय तक मुझे अपना पिछला भोजन लिए काफी अधिक समय हो चुका था। "That Sugar Film" देखकर मैंने चीनी और मीठा छोड़ने का निर्णय लिया। जब मैंने दिन में चीनी और मीठा छोड़ा, तब अचानक रात की मेरी भूख की तड़प गायब होने लगी। मेरे लिए यह एक पहेली-सी थी।

[1]डॉ. जगन्नाथ दीक्षित दिन में दो बार भोजन करने की सलाह देते हैं। इसका विवरण www.adoretrust.org पर देखा जा सकता है

3

चीनी से आपको भूख का एहसास क्यों होता है।

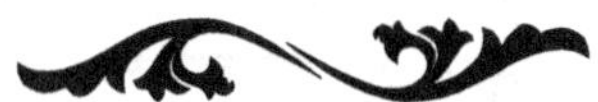

चीनी, चाहे किसी भी रूप में ली जाए, वह तत्काल हमारे खून में ग्लूकोज के स्तर को बढ़ाती है। जब आप चीनी, मिठाई या कोई भी अधिक मिठास वाला भोजन लेते हैं, तो शरीर में ग्लूकोज की लहर उठती है। शायद, इसी वजह से जब हम चीनी लेते हैं तो हमें जोश महसूस होता है। हमारा मूड उत्साहित हो जाता है।

लेकिन कोई भी चीज जो तेजी से ऊपर उठेगी वह उतनी ही तेजी से नीचे भी गिरेगी। उतनी ही तेजी से हमें मीठे की एक और खुराक के लिए तड़प महसूस होगी। अगले मीठे/ अधिक मिठास वाले खाद्य का यह चक्र सारे दिन चलता रहता है। दिन में जितनी बार हम कुछ भी खाते है, उतनी बार ये बढ़ता है। मैंने एक बार अपना गिना था- मैं आठ बार तक नाश्ता-भोजन कर रहा था।

यह उफान और उतार किसी अन्य नशीले पदार्थ से भिन्न नहीं। पर चीनी नशीले पदार्थ में नहीं मानी जाती (मैं इस बात से खुश नहीं हूँ)। हम यह सुझाव तो बड़ी जल्दी देते हैं कि सिगरेट और शराब को बढ़ावा देने वाले विज्ञापन नहीं होने चाहिए। लेकिन जैसे ही मीठे पेय पदार्थों की बात आती है, तो हमारी जागरूकता उस स्तर की नहीं रहती। परिणामस्वरूप इस ग्रह पर 40 करोड़ लोग मधुमेह से पीड़ित हैं। इनको कोई न कोई उलझन निश्चित तौर पर आती रहती है- किडनी खराब हो सकती है या आंखों की दृष्टि का खोना या डिप्रेशन। मधुमेह अपनी वसूली करता है। और चीनी विजयपथ पर बढ़ती जाती है।

इस उफान और उतार, दिन प्रतिदिन आपको मंदी का एहसास कराता है और चाय कॉफी जैसी चीजों पर आश्रित करके आपके जीवन का नाश करता है। इसके अतिरिक्त चीनी का एक और नुकसान है। वह है, चीनी में बहुत अधिक फ्रुक्टोज (Fructose) की सघन

मात्रा। फ्रुक्टोज फलों में सामान्य रूप से पाया जाता है। लेकिन, फलों में यह सीमित मात्रा में होता है और फल बहुत सारे रेशों (Fiber) और विटामिन (Vitamin) से लबरेज होता है। एक चम्मच चीनी में फ्रुक्टोज बहुत अधिक मात्रा में पाया जाता है। यह मात्रा कई सारे फलों में जो फ्रुक्टोज पाया जाता है उसके समान है। इतनी मात्रा में फ्रुक्टोज संकेंद्रित खाने से मानव शरीर को नुकसान होता है। लीवर में फ्रुक्टोज का मेटाबॉलिज्म (Metabolism) भिन्न प्रकार से होता है।

इस मेटाबॉलिज्म का तकनीकी ब्योरा डॉ. रॉबर्ट लस्टिंग के 'द बिटर ट्रूथ' (The Bitter Truth) में मिलता है। यह वीडियो भी यूट्यूब पर उपलब्ध है। बात का सार यह कि फ्रुक्टोज फैट (Fat) में परिवर्तित हो जाता है और हमारी धमनियों और नसों को ब्लॉक करता है और हमें दिल का दौरा या स्ट्रोक की तरफ धकेल देता है।

''चीनी खतरनाक है'', यह समझाना आसान नहीं है। हम ऐसे माहौल में रहते हैं जहां एक के बाद एक उत्पाद हमारी अज्ञानता को भुनाने के लिए विज्ञापनों द्वारा लगातार प्रतिस्पद्धा में लगा हुआ है। सुपर मार्केट के बहुत सारे खाद्य पदार्थ चीनी से ही बने होते हैं या उनमें अधिक मात्रा में चीनी का प्रयोग किया जाता है। ' दैट शुगर फिल्म' नामक मूवी उस बिल्कुल नए जंगल को स्पष्ट कर देती है जिसमें हम आज जी रहे हैं। चीनी किसी लुटेरे की तरह हम पर चारों दिशाओं से झपट रही है।

हर दिन हमारा सामना कितनी चीनी से होता है, यह अच्छी खासी मानसिक कसरत है। हम एक चीनी के आदी समाज हैं। हमारी खुशियां और त्यौहार चीनी से इतने रंजित है कि सही क्या है, हम देख ही नहीं पा रहे।

जब मैं चीनी और चीनी उत्पाद छोड़ने का विचित्र सा सुझाव देता हूं तो बुद्धिमत्तापूर्वक सराहना तो लगभग तुरंत ही मिल जाती है। पर जब चीनी छोड़ने की बारी आती है तो मैंने देखा है कि बुद्धिजीवी एक सतही बात पर अटक जाते हैं। वे चीनी को पूरी तरह छोड़ने के बजाय उसकी मात्रा को नियंत्रित करने की कोशिश करते हैं। दिन में एक बार चीनी या मीठा लेना ही आपको ग्लूकोज के उफान-उतार के चक्कर में बांधने के लिये पर्याप्त है जो आखिर में आपको खराब परिणाम पर ही पहुंचाएगी। यही वह कारण है जिसके लिये मैं आपको भी वही सुझाव देता हूं जो मेरी मां ने कॉलेज जाते वक्त नशा के मामले में मुझे दिया था। पहली बार में ही 'ना' कहो। जब एक बार हार जाओगे तो फिर जीतना कठिन है।

चीनी व खाद्य पदार्थों को लेकर सामान्य सामाजिक लत, एक और समस्या है। हमारी मुलाकातें और चर्चाएं चीनी की मिठास के बिना अधूरी लगती हैं। जब ध्यान दोगे, तब एहसास होगा कि इस धारणा को विकसित और प्रचारित करने के पीछे सावधानीपूर्वक गढ़ा

हुआ वाणिज्य है। #3Sandourhealth इस मामले में एक ऐसा मंच प्रदान करके सहयोग का आकांक्षी है जहां हम उन विचारों पर चर्चा कर सकते हैं कि कुछ लोगों के वाणिज्यिक लाभों से अपने रिश्तों को और जीवन को कैसे बचाया जाए।

एक तरह से, चीनी की सबसे बुरी बात यह है कि यह अब इतनी सस्ती हो चुकी है कि गरीब वर्ग भी आसानी से इसे खरीद लेता है जो उसके नकारात्मक प्रभावों से नहीं बच सकते। अपने चारों तरफ देखें, और आप पाएंगे कि कम खर्च में, खाना अधिक मिठास भरा हो जा रहा है। और भी खराब बात ये है कि चीनी लेने का समय भी बेतरतीब है। चीनी का सेवन हमारी सामाजिक लत की वजह से और बढ़ जाता है जो धार्मिक प्रसाद और रिवाजों की आत्मीयता के पीछे चिपकी रहती है।

4

रात का भोजन छोड़ें : अपना आखिरी भोजन 1800 बजे तक कर लें।

हमारे समाज में रात को खाना बहुत ज्यादा प्रचलित है। इतना ज्यादा कि लगता नहीं कि जैन धर्म को छोड़कर, कोई भी अन्य धर्म दिन का आखिरी भोजन अंधेरा होने से पहले करने का सुझाव देता हो[1]। हालांकि, यदि आप गांव के बुजुर्ग लोगों से बात करो, तो वो बताएंगे कि अंधेरा होने के बाद भोजन करने का चलन हमारे समाज में नया आया है।

धर्म के आधार पर इस तरह की सलाह को मनवाना आसान होता है। पर मुझे लगता है, आजकल की पीढ़ी को, अगर कोई भी बात केवल धर्म के सहारे समझाई जाए तो वो पर्याप्त नहीं है। तो हम, ये समझने का प्रयास करते हैं कि दिन का आखिरी भोजन जल्दी लेने के लिए क्यों कहा जाता है।

रात में पाचन धीमा हो जाता है – ऐसी डॉ. सुहास क्षीरसागर अपनी पुस्तक 'चेंज युअर शिड्यूल, 'चेंज युअर लाइफ' (Change your schedule, Change your life) में कहते हैं। अंधेरा होने के बाद कुछ भी खाया जाए, उसे पचाना अधिक श्रमसाध्य होता है। ये सहज ही समझ में आता है और मुझे यकीन है हम सभी ने यह अनुभव किया है कि जब भी हमने रात को अधिक खाया होगा तब रात को नींद ठीक से नहीं आई होगी।

रात को भूखा होने से भी नींद आती है। लेकिन जैसे कि पूर्व चैप्टर में लिखा है, यह भूख अधिक ग्लाइसेमिक इंडेक्स वाले खाने के कारण से ही होती है।

जब हम अपना रात का भोजन देर से करते हैं, चाहे उसके बाद हम तुरंत सोने वाले हों, हम केवल आंखें बंद कर पाते हैं, मगर ''नींद'' नहीं आती। आंख बंद करना और सोने में अंतर है। जब तक पाचन क्रिया पूरी नहीं होती , शरीर आराम नहीं कर सकता। इसलिये सलाह दी

जाती है कि जब तक जागे हो, तब तक पाचन क्रिया पूरी कर ली जाए, बजाय कि सोने के दौरान शरीर से पाचन की अपेक्षा रखी जाए।

इसी पुस्तक में, मेलैटोनिन (Melatonin) का एक रोचक पक्ष भी बताया गया है। मेलैटोनिन ब्लड स्ट्रीम में जाकर अगले दिन के लिए शरीर की आवश्यक मरम्मत और सफाई में मदद करता है। लेकिन जब शरीर को भरोसा हो जाता है कि अंधेरा है तब ही मेलैटोनिन का श्राव होता है। अर्थात् , शाम 6 बजे को सूर्यास्त होने के बाद करीब 3-4 घंटे के बाद ही मेलेटोनिन का श्राव होता है।

डॉ. क्षीरसागर बिल्कुल स्पष्टता से बताते हैं कि प्राइम टाइम पर (शाम 6 बजे के बाद) मोबाइल या टेलीविजन की स्क्रीन देखते रहने से कैसे आपकी प्राइम नींद से आप वंचित होते हैं। स्क्रीन का पूर्ण स्पेक्ट्रम लाइट आपके शरीर को यह विश्वास दिला देंगी कि अभी भी दिन है और इसलिये अपेक्षित मेलैटोनिन रिलीज नहीं होगा।

मेलैटोनिन देर से रिलीज होने से आप जब सुबह उठेंगे तो अधिक बहका-बहका सा महसूस करेंगे क्योंकि शरीर की मरम्मत का कार्य अभी भी जारी है! हम अक्सर अपने बच्चों पर “ सुबह जल्दी उठने के लिये” दबाव बनाते हैं। डॉ. क्षीरसागर को पढ़ने के बाद, मुझे लगता है कि सुबह 4 या 5 बजे उठने को जल्दी उठना कहना एक मिथ्या है। उठने का सही समय यही है और बिना अलार्म के इस समय उठ ही जाना चाहिए। ये तभी हो सकता है जब सोया “ जल्दी” जाए-मेरा कहने का तात्पर्य है- समय पर सोया जाए। इसका अर्थ यह होगा कि, शरीर को इलेक्ट्रॉनिक्स से शाम 6.00 बजे मुक्त करके जल्दी सोने के लिये तैयार किया जाए। दिन का अंतिम भोजन भी शाम 6.00 बजे से पहले ही कर लिया जाए। तब ही ऐसी नींद आएगी जिससे आपका शरीर पूर्णतः स्वस्थ एवं ताजा रहे ।

आज के आधुनिक युग में सामाजिकता और क्षमताओं का नुकसान किये बिना ये सब करने से ज्यादा कहना आसान है। आज हमारा समाज इस तरह व्यवस्थित है कि हम अधिकांश समय इलेक्ट्रॉनिक्स स्क्रीन के सामने रहते हैं और अपना भोजन रात 7 से 10 बजे के महत्वपूर्ण समय के बीच लेते हैं।

शाम के 6:00 बजे के बाद इलेक्ट्रॉनिक स्क्रीन देखने से नींद पर कैसा प्रभाव पड़ता है इस संबंध में हम चर्चा कर चुके हैं। मेरा सुझाव यह है कि शाम के 6:00 बजे के बाद Asynchronous Communication से बचें। Asynchronous Communication वह होता है जहां तत्काल ही जवाब देना जरूरी नहीं है- जैसे एक व्हाट्सएप मैसेज। मगर आप Synchronous Communication जारी रख सकते हैं- जैसे कि फोन कॉल का जवाब देना।

इसका आशय यह है कि शाम 6:00 बजे के बाद आप full spectrum light आंखों में ना डालें। इस समय व्हाट्सएप, ट्विटर, यूट्यूब, फेसबुक से बचने का एक फायदा यह भी

है कि आप किताबें पढ़ने एवं वार्तालाप करने के लिए ज्यादा समय निकाल पाएंगे। शायद मेरा सोशल मीडिया का उपयोग किस विधि से बढ़ा ही है। मात्र इतना कि उपयोग करने का समय बदल कर सुबह हो गया। चूंकि फोन कल शाम को भी उठा लेता हूं, कोई आपातकालीन सूचना से वंचित भी नहीं हो रहा हूं।

शाम को 6:00 बजे तक अपना आखिरी भोजन लेने के पीछे सबसे महत्वपूर्ण कारण इंसुलिन से संबंधित है। जब आप अपना आखिरी भोजन शाम को 6:00 बजे तक ले लेते हैं, तब अतिरिक्त इंसुलिन को आपके शरीर से बाहर निकलने के लिए और शरीर को किटोसिस- (एक ऐसी स्थिति जिसमें शरीर ऊर्जा के लिए फैट को जलाता है) की स्थिति में पहुंचने के लिए सुबह के 6:00 बजे तक पूरे 12 घंटे मिल जाते है। इसका मतलब जब आप शाम को 6:00 बजे अपना आखिरी भोजन लेते हैं तब सुबह के 6:00 बजे तक, (जब आप अपना वर्कआऊट कर पाते हैं) आपका शरीर 'फैट कटिंग मोड़' में होता है। ऐसी स्थिति में वर्कआऊट करने से फैट कम करना अधिक प्रभावी होता है।

इंसुलिन के दो मुख्य कार्य हैं जो खून में ग्लूकोज की मात्रा बढ़ने पर प्रभावी होते हैं। पहला, यह अतिरिक्त ग्लूकोज को ग्लाइकोजिन में परिवर्तित करता है ताकि खून में ग्लूकोज स्तर बना रहे। दूसरा, यह फैट सेल्स को यह संदेश देता है कि वो जले नहीं। चूंकि इसके पास ग्लूकोज के रूप में तैयार नकद होता है, यह फिक्स डिपोजिट को लिक्विडेट नहीं होने का संदेश देता है।

जितना हमारे शरीर में फैट की मात्रा होगी, उतना ही फैट को जलने से रोकने के कार्य के लिए अपेक्षित इंसुलिन की भी आवश्यकता होगी। इसका यह मतलब है कि अधिक फैट के साथ आपका इंसुलिन रिलीज कम प्रभावी होगा। यह मधुमेह का दूसरा नाम है! सीधा संबंध मोटापे और मधुमेह में होता है, जो अधिकतर चिकित्सकीय पुस्तकों में स्पष्ट किया गया है।

जब आप अपना आखिरी भोजन शाम को 6:00 से पहले लेते हैं तो सुबह के 6:00 बजे तक आपका शरीर अतिरिक्त इंसुलिन को शांति से बाहर निकाल देता है और फैट सेल्स ईंधन की तरह काम करने के लिए तैयार हो जाते हैं। भोजन को अवॉइड करने की स्थिति को जारी रखना आसान हो जाता है। जैसाकि, अंतिम अध्याय से निष्कर्ष निकलता है, यदि कोई हॉई Glycemic index प्रकार के भोजन को छोड़कर ग्लूकोज की ललक चक्र से बच पाता है तो उसके लिए आखिरी ग्लूकोज शॉट के बाद किटोसिस की स्थिति पाना आसान होता है। शरीर सहजता से ग्लूकोज को ईंधन के रूप में इस्तेमाल करने के बजाय फैट को ईंधन के रूप में इस्तेमाल करना शुरू करता है।

[1]यह सही नहीं है। हाल ही में मैं टोक्यो गया था और मुझे यह जानकर सुखद आश्चर्य हुआ कि वहां भोजन को बहुत अंधेरा होने से पहले पूरा करने की परंपरा है। कई दोस्तों ने

मुझे बताया कि वास्तव में ग्रामीण भारत में भी ऐसा ही था इससे पहले कि जब दिन में तीन बार के खाने की आदत उन पर थोपी गई | अब भी, मध्य प्रदेश राज्य सरकार के कार्यालय 1030 बजे से काम करना शुरू करते हैं और 1730 बजे तक पूरा हो जाता है – जो संभवत इस क्षेत्र में पहले के भोजन की आदतों का एक अवशेष स्वरुप है |

5

वर्कआउट से पहले सुबह की चाय से बचें।

पिछले अध्याय में दी गयी क्रियाविधि से स्पष्ट है कि प्रातः व्यायाम करने से पहले सुबह की चाय पीना क्यों ठीक नहीं है । हम में से कई लोग रात के दौरान अच्छी तरह से नींद नहीं ले पाते और इस वजह से सुबह सुस्त महसूस करते हैं । फिर हम '' ताज़ा होने ''के लिए चाय पीते हैं[1]। इससे हमारे शरीर में इंसुलिन उत्पन्न हो जाती है, जो वसा को न जलने का संदेश देती है, क्योंकि ग्लूकोज उपलब्ध है। हालांकि ग्लूकोज की मात्रा बहुत कम होगी जो व्यायाम करने पर तेजी से खत्म हो जाएगा । किन्तु इंसुलिन स्राव अगले बारह घंटों तक वसा का जलना रोक देता है । इसका मतलब यह है कि व्यायाम के बाद , व्यक्ति अधिक थका हुआ और भूखा अनुभव करेगा । इस स्थिति में , यह स्वाभाविक है कि व्यक्ति कुछ त्वरित ऊर्जा वाले खाद्य पदार्थ, जैसे चीनी, ले लेगा ! विडंबना यह है कि ज्यादातर एनर्जी ड्रिंक इस अवसर के लिए ही बनाये गए हैं[2] ।

यह कई बार देखने को मिलता है कि सुबह पसीना बहाने वाले लोगों के शरीर पर भी व्यायाम का बहुत कम प्रभाव हो। चाय के बाद व्यायाम खराब बताना मेरा उद्देश्य नहीं है। व्यायाम के कुछ अन्य अच्छे प्रभाव जरूर होते हैं जैसे आपके रक्त परिसंचरण में सुधार और नोरएपिनेफ्रीन (Norepinephrine) या एंडोर्फिन (Endorphin) जैसे हार्मोन का स्राव । मैं इस विषय पर विशेषज्ञ नहीं हूं और इसलिए मैं यहां अधिक विस्तार नहीं करुंगा। लेकिन निश्चित रूप से मेरा यह मानना है कि यदि आप अपने शरीर से मोटापे को घटाना चाहते हैं और जीवन शैली से उत्पन्न बीमारियों को दूर रखना चाहते हैं, तो किटोसिस के दौरान व्यायाम आपको आदर्श स्थिति में ले जाएगा।

व्यायाम उद्देश्य के अनुसार वर्गीकृत किया जा सकता है जैसे वसा/वजन कम करने, शारीरिक सहनशक्ति में सुधार, बलवृद्धि और शारीरिक लचीलेपन के लिए। कुछ विशेषज्ञों का ऐसा मानना है कि ये सभी चार उद्देश्य एक ही तरह के व्यायाम से पूरे नहीं होते।

उदाहरण के लिए, अगर आपका इरादा और जरूरत वजन कम करने की है, तो आप एरोबिक व्यायाम का सहारा ले सकते हैं जिसमें लयबद्ध गतिविधियां होती हैं। जैसे कि तेज चलना, टहलना या तैराकी । लेकिन झटकेदार गतिविधियों वाले व्यायाम, जैसे बैडमिंटन या टेनिस खेलना, वजन कम करने में उतना मददगार नहीं होगा। हालांकि यह आपकी मांसपेशियों को मजबूत बनाने में सहायक होगा। योग जैसी स्ट्रेचिंग एक्सरसाइज से शरीर का लचीलापन बेहतर होता है। सुझाव यह है कि शरीर की जरूरतों का व्यक्तिगत मूल्यांकन करना चाहिए और उद्देश्य के आधार पर व्यायाम की विभिन्न किस्मों का एक अच्छा मिश्रण अपनाना चाहिए ।

फ्रेंच ओपन से प्रेरित हो कर अचानक क्ले कोर्ट पर कूदने से पहले, हमें अपने शरीर को उचित वजन पर लाने की सावधानी बरतनी चाहिए । आवश्यकता से अधिक वजन होने पर, संभावना यह है कि आप खेल खेलने के प्रयास में खुद को घायल कर लेंगे। पहला प्रयास यह होना चाहिए कि आपके वजन को उचित सीमा में लाया जाए । यदि आप 50 से कम आयु के हैं, तो आप बल और शारीरिक सहनशक्ति हासिल करने की ज्यादा कोशिश कर सकते हैं। 50 की उम्र के बाद, योग जैसे हल्के व्यायाम से शरीर के लचीलेपन को बनाए रखने पर ध्यान देना बेहतर होगा, साथ ही साथ अपने वजन को भी नियंत्रित रखना चाहिए।

आपकी सुबह की एक्सरसाइज से पहले स्ट्रेचिंग के बारे में चर्चा करना यहां बहुत महत्वपूर्ण है। यह चोटों को रोकने में मदद करता है और आपको अधिक लंबी अवधि तक प्रयासरत रहने में मदद करेगा, जो आपके उद्देश्यों को प्राप्त करने के लिए आवश्यक होगा। खेल चिकित्सक दौड़ से पहले अपने पिंडली की मांसपेशी की स्ट्रेचिंग पर विशेष जोर देते हैं। यह पांच मिनट की स्ट्रेचिंग व्यायाम दिनचर्या में सुधार लाने में काफी मदद करेगी।

एक और सवाल जो अक्सर पूछा जाता है वह है व्यायाम के समय के बारे में- वह सुबह करना चाहिए या शाम को। रक्त परिसंचरण में सुधार और अन्य फायदों के कारण यह माना जाता है कि नियमित रूप से व्यायाम के अपने लाभ हैं, चाहे वह जब भी किया जाए । बेहतर रक्त परिसंचरण हमारे शरीर से विषाक्त पदार्थों को निकालने में मदद करता है[3]। हालांकि , अगर किसी को एक समय चुनना ही है, तो निम्नलिखित कारणों से वो सुबह का समय होना चाहिए।

आमतौर पर, हम दिन में सक्रिय होते हैं और व्यायाम करने से हमारा शरीर इस सक्रिय अवस्था में आने के लिए तैयार हो जाएगा । सुबह की रोशनी के संपर्क में आने से यह सुनिश्चित होता है कि हमारे शरीर में एक प्राकृतिक संदेश जाए कि अब सुबह हो गई है और शरीर गतिविधियों के लिए तैयार हो जाए । डॉ सुहास क्षीरसागर मेलाटोनिन के प्रभाव को इस परिप्रेक्ष्य में विशेष बल देते हैं। सुबह सूरज की रोशनी में जाने से शरीर को यह संदेश मिलता है कि अब मेलाटोनिन अपना काम रोक कर, शरीर को काम करने देना चाहिए।

जब आप Intermittent Fasting के सुबह के नाश्ते और देर दोपहर के भोजन का चक्र का पालन कर रहे होंगे, तो शरीर सुबह ketosis की हालत में होगा, जहां आप व्यायाम

करके अपने लक्ष्यों को एक बेहतर ढंग से प्राप्त कर सकते हैं।

शुरू में जब मैंने Intermittent Fasting शुरु की, तो मैं अपने दोपहर के भोजन के दौरान मिठाई के रूप में परिष्कृत चीनी का सेवन करता था। दोपहर के भोजन के बाद , जब तक रात के खाने का समय होता, तब तक मुझे बहुत तेज़ भूख लग जाती । लेकिन अगर मैं इस कठिन अवधि में भूख को सह कर समय से सो जाता, तो मैं अनुभव करता था कि सुबह के समय मेरी ऊर्जा का स्तर बहुत अच्छा होता था। यह विचित्र था क्योंकि तब मुझे अंतिम भोजन किये हुए बहुत समय बीत चुका होता था ।

मैंने "the sugar film" से प्रेरित हो कर चीनी का सेवन बंद कर दिया । इससे रात की तेज भूख के नियंत्रण पर बहुत असर हुआ । चूंकि अब ग्लूकोज के स्तर में अचानक से वृद्धि और पतन नहीं था, इसलिए शाम के भोजन को छोड़ना अब बहुत आसान था।

यह फिर से चीनी छोड़ने के महत्व पर जोर देता है जैसा कि पहले अध्याय में बताया गया है।

[1]एक नए चाय ब्रांड के विज्ञापन को याद करें । आप अपने आप को मेलाटोनिन प्रेरित शरीर दुरस्तीकरण चरण से बाहर खींचते हैं, शिकायत करते हैं कि आपके शरीर में घबराहट महसूस होती है और फिर इसे ताजा महसूस करने के लिए एक और बाहरी कृत्रिम पदार्थ का उपयोग करते हैं !!

[2]अब आप कई सेलिब्रिटी खिलाडियों की ऊर्जा (और बैंक बैलेंस) के पीछे के रहस्य को जानते हैं ।

[3]संस्कृत शब्द व्यायाम पर ध्यान दीजिए- व्यय मतलब खर्च करना । अमा मतलब विष । क्या हम अपने सभी विषाक्त पदार्थों को नियमित रूप से खर्च कर रहे हैं या हम केवल उन्हें जमा कर रहे हैं?

6
स्नैक्स से बचें

तक़रीबन हर 2 घंटे में स्नैक्स लेने से क्यों बचना चाहिए ? अभीतक, कुछ विख्यात आहार विशेषज्ञों द्वारा लोगों को वजन घटाने के लिए हर 2 घंटे में स्नैक्स लेने की सलाह दी जाती है। मैं बताना चाहूंगा कि कोई 5 साल पहले, मैंने भी इस तरह की दिनचर्या का पालन करते हुए कुछ वजन कम किया था । लेकिन मेरी इच्छा शक्ति इस दिनचर्या को बनाए रखने के लिए पर्याप्त नहीं थी। और अब मुझे लगता है कि यह मेरे सौभाग्य है कि मैं इस योजना को कायम नहीं रख सका क्यों की यह जैव रसायन के सिद्धांतो पर खरी नहीं उतरती है ।

स्नैक्स से बचना क्यों महत्वपूर्ण है, यह जानने के लिए, हमें इसके पीछे के जैव रसायन में थोड़ा गहराई से जाने की आवश्यकता है । मैं इस संबंध में डॉ जगन्नाथ दीक्षित की वीडियो देखने का पुरजोर सुझाव देता हूं । इसे संक्षिप्त रूप में नीचे दिया गया है-

हमारे शरीर में हर समय अग्न्याशय (Pancreas) द्वारा इंसुलिन स्राव का एक न्यूनतम स्तर होता है। लेकिन हम जब भी भोजन लेते हैं और रक्त में ग्लूकोज का संचार होता है तो हमारे खून में इंसुलिन स्राव फिर से होता है । डॉ दीक्षित का कहना है कि इंसुलिन का यह अतिरिक्त स्राव 55 मिनट के भीतर फिर दोहराया नहीं जाता है- संभवत: इतना समय स्राव-स्त्रोत के वापस भरने में लगता है। यदि 55 मिनट के बाद, भोजन के रूप में एक और ट्रिगर दिया जाता है, तो फिर से और इंसुलिन की एक मात्रा का खून में स्राव होता है[1]।

हालाँकि अभी भी इंसुलिन रिलीज की प्रक्रिया पर शोध चल रहा है | यानि यह भोजन के अंतर्ग्रहण के कारण होता है या शरीर में ग्लूकोज के उच्च अवशेष स्तर के कारण होता है। कोई भी कारण हो, बार-बार स्नैक्स लेने से शरीर में इंसुलिन स्राव होगा, जो वसा कोशिकाओं को ना जलने का संदेश देगा ! इस तरह से, कई बार भोजन करने से या 55 मिनट के भीतर भोजन खत्म ना करने पर शरीर में इंसुलिन अतिरिक्त मात्रा में रिलीज होता है[2]।

इंसुलिन के लगातार रिलीज होने के कारण इंसुलिन सहिष्णुता की स्थिति बन जाती है[3]। अर्थात, शरीर में इंसुलिन की प्रभावशीलता कम हो जाती है और शरीर में इंसुलिन की मात्रा ग्लूकोज के स्तर को काबू में रखने के लिए पर्याप्त नहीं रहती । इस अवस्था को आम बोलचाल में मधुमेह कहा जाता है।

कहने का तात्पर्य यह है कि स्नैकिंग से मधुमेह होता है । यह रक्त में HbA1c के स्तर की वृद्धि से नापा जा सकता है । यह पिछले तीन महीनों में बढ़े हुए रक्त शर्करा के औसतन स्तर का एक संकेत है । यह बढ़ी हुई हो तो बाद में मधुमेह का रूप ले लेता है। शरीर में ग्लूकोज के इस बढ़े हुए स्तर का कई अंगों पर हानिकारक प्रभाव पड़ता है। मधुमेह के रोगियों में आंखों की रोशनी खोने या गुर्दों की विफलता के भयावह किस्से आमतौर पर सुनने को मिलते हैं ।

[1]मैंने अग्न्याशय के कामकाज के शरीर विज्ञान के बारे में पता लगाने के लिए शोध किया। डॉ। दीक्षित के इस दावे की बारीकी से जांच करने की जरूरत है कि क्या वास्तव में ऐसा है।

[2]यह देर रात की पार्टियों की पहचान है जहां पहला पेय शाम 7 बजे आपके लिए लाया जाता है और रात 10 बजे मिठाई का आनंद लिया जाता है।

[3]इंजीनियर्स को काफी सहज। जैसे हम परिवेशीय शोर को सुनने में असमर्थ हैं ।

7

कम ग्लाइसेमिक इंडेक्स वाले भोजन खाएं

मेरे कहने का मतलब यह नहीं है कि आप हर 2घंटे के बाद अल्पाहार लेने के बजाय, उतना या उससे अधिक दिन में दो तीन बार में खा लें। भोजन सेवन में संतुलन लाना निश्चित रूप से आवश्यक होगा।

इस संदर्भ में, हमारे लिए यह विश्लेषण करना महत्वपूर्ण है कि हम क्या खा रहे हैं और यह हमारे ऊर्जा स्तर को कैसे प्रभावित कर रहा है। इससे यह गुत्थी भी सुलझेगी कि क्यों हम अपने देवताओं से दिन में दो वक्त की रोटी के लिए प्रार्थना करते थे[1]।

जब मैं दाल-चावल या दाल-रोटी खाता था, तो मुझे अंदेशा नहीं था कि खाने के स्वाद में इजाफा करने के अलावा भी दाल खाने का कोई उद्देश्य था। इसलिए जब आधुनिक जीवनशैली ने रोटी-दाल-सब्जी के बजाय पास्ता या नूडल्स खाने का अवसर दिया, तो मुझे कुछ अलग या अटपटा नहीं लगा। अगर ग्लाइसेमिक इंडेक्स के आधार पर भोजन का विश्लेषण करें तो पारंपरिक आहार की विशिष्टता और महत्व का एहसास होता है। ऐसा ही महत्वपूर्ण रोटी में घी डालने का चलन है। मैं समझाता हूं।

भोजन का ग्लाइसेमिक इंडेक्स उस गति को दर्शाता है जिससे भोजन रक्तप्रवाह में ग्लूकोज को छोड़ता है। अर्थात्, उच्च ग्लाइसेमिक इंडेक्स वाले खाद्य पदार्थ जैसे कि आलू एक स्प्रिंटर की तरह एक बार में पूरे ग्लूकोज को छोड़ देंगे। कम ग्लाइसेमिक इंडेक्स वाले खाद्य पदार्थ जैसे कि स्प्राउट्स या दूध ग्लूकोज को धीरे-धीरे रक्तप्रवाह में छोड़ेंगे।

अर्थात, जब हम चावल दाल खाते हैं, तो चावल (उच्च ग्लाइसेमिक इंडेक्स होने के नाते) ग्लूकोज को तेजी से रिलीज करता है और दाल (कम ग्लाइसेमिक इंडेक्स) देरी से रिलीज करती है। यह हमें लंबी अवधि के लिए संतुलित ऊर्जा स्तर देता है। लेकिन जब हमारा भोजन संतुलित नहीं होता है, तो पूरा ग्लूकोज जल्दी से रिलीज हो जाता है। ग्लूकोज के इस अचानक उछाल से मस्तिष्क को अच्छा अनुभव होता है जैसा कि चॉकलेट खाने से। हालांकि, उसके कुछ समय बाद ग्लूकोज का स्तर तेजी से कम हो जाता है जिससे हमें और

अधिक भूख लगने लगती है।

यह उफान-उतार का चक्र हमारे शरीर में ऊर्जा की आपूर्ति को चालू और बंद करने जैसा है। इससे हमें यह पता चलता है कि उच्च ग्लाइसेमिक इंडेक्स भोजन से चाहे हमें कुछ समय के लिए अच्छा अनुभव होता हो , पर हमें कम ग्लाइसेमिक इंडेक्स खाद्य पदार्थों को अपनाना चाहिए ।

जब हम उच्च और निम्न ग्लाइसेमिक इंडेक्स खाद्य पदार्थों में क्या आता है यह देखते हैं, तो यह स्पष्ट पता चलता है कि हम जिसे जंक फूड के रूप में जानते हैं, वे सभी उच्च ग्लाइसेमिक इंडेक्स पदार्थ हैं। इन खाद्य पदार्थों पर एक बहुत बड़ा स्नैकिंग उद्योग का साम्राज्य आधारित है। बेचारी दाल को अधिकांश लोग पैकेजिंग नहीं करते हैं क्योंकि यह वाणिज्य के उठाव-गिराव के मापदंडो पर खरी नहीं उतरती है।

इससे यह भी पता चलता है कि हमें संतुलित भोजन क्यों करना चाहिए- पहले दिन में तीन और फिर दिन में दो बार। यह शरीर में इंसुलिन रिलीज की मात्रा को कम करेगा और इस तरह मधुमेह को दूर रखेगा । लेकिन एक दिन में दो बार भोजन करने की दिनचर्या को अपनाना तभी संभव होगा जब तेज भूख आपको परेशान न करे । और यह केवल तब हो पायेगा जब आप अपने आहार से चीनी का जहर छोड़ देंगे और मायदा आदि कम करेंगे ।

[1] मैंने एक तर्क सुना था कि दिन में दो बार खाना हमारी जरूरत थी और यही कारण है कि हमने इसे अपनी प्रार्थनाओं में शामिल किया। अब यह भी सुना जाता है कि व्यक्ति को दो से अधिक बार भोजन करना चाहिए। न जाने क्यों, मुझे पूरा विश्वास है कि मैं अपने ईश्वर से जो भी मांगता हूं, मेरा ईश्वर उसे देने में काफी सक्षम है। यदि तीसरा भोजन आवश्यक या वांछित होता , तो मेरे पूर्वजों ने निश्चित रूप से इसके लिए प्रार्थना की होती । जब मैं भगवान से कुछ माँग रहा हूँ तो मैं अपने आप को अधिकतम मांगने से रोकूंगा नहीं । मुझे याद नहीं कि मैंने एक बच्चे के रूप में कक्षा में दूसरी रैंक के लिए प्रार्थना की हो ।

8

Natureatarian

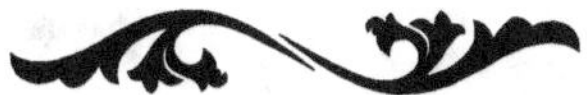

'नेचर-टेरियन' (प्राकृतिकाहारी) पर एक नोट तो बनता है। जब हम सामूहिक भोजन के लिए सजाये गए व्यंजनों की ओर बढ़ते हैं, तो विभिन्न प्रकार के व्यंजन हमें एक समान दूरी से प्राप्य होते हैं | चाहे वह एक फल हो, जिसे हाल ही में पेड़ से तोड़ा गया हो, या चॉकलेट केक, जो अपने वर्तमान स्वरूप तक पहुंचने के लिए परिष्कृत हैंडलिंग की कई परतों से गुजरा है। जब सभी व्यंजन एक साथ उपलब्ध हों, तो हम इस बारे में नहीं सोचते हैं कि इन खाद्य पदार्थों ने हमारे पास एक साथ पहुंचने के लिए अलग-अलग दूरी तय की है।

एक 'नेचर-टेरियन' होने का मतलब है कि हम भोजन के इस पहलू के बारे में सोचें | जब भी हम विचार करें कि क्या खाना चाहिए और क्या नहीं, तब हमारा निर्णय इस मापदंड पर आधारित होना चाहिए कि उस भोजन ने अपनी प्राकृतिक अवस्था से वर्तमान की अवस्था तक पहुंचने के लिए कितनी दूरी तय की है। क्या यह अपने प्राकृतिक स्वरूप में है? या यह एक ब्रायलर मुर्गी है जिसकी फार्मिंग की गई थी? क्या यह चावल है जो खेती का एक उत्पाद है या यह एक मेवा है जो प्राकृतिक स्वरुप में है? क्या यह स्थानीय रूप से उपलब्ध भोजन है या यह एक विदेशी और मुश्किल से मिलने वाला भोजन है जिसे कृत्रिम रूप से इस तरह से प्रस्तुत किया गया है जैसे यह प्रचुर मात्रा में उपलब्ध है?

इस विवेचन से हमें यह तय करने में मदद मिलेगी कि खाने के लिए सबसे अच्छा क्या है। हम अपने भोजन को जितना प्राकृतिक रखेंगे, उतना सुरक्षित रहेंगे ।

9
आगे

शाकाहारी, सघन शाकाहारी (वैगन) और जैन भोजन जैसी कई आहार प्रणालियां हैं जिन्हें अधिक सात्विक माना जाता है। अभी तक, मैंने इन को अपना कर नहीं देखा है। मुझे लगता है कि ये निश्चित रूप से एक खाद्य शैली के रूप में बहुत बेहतर होंगी और इन्हें अपनाया जाना चाहिए। मैं दो कारणों से नेचर-टेरियनिस्म सम्पूर्ण रूप से अपनाने का सुझाव देने से तक स्वयं को रोक रहा हूं।

1. मैं इससे अधिक सुझाव देने में समर्थ नहीं हूं, क्योंकि मैं इसका पालन नहीं कर रहा हूं।
2. मैं ऐसा कोई सुझाव नहीं देना चाहता जो जन-सामान्य से बहुत हट कर हो।

प्रस्तावित आहार प्रणाली करने में सरल होना चाहिए और ज्यादा जरूरी है कि वैसा प्रतीत भी होना चाहिए। प्रत्येक व्यक्ति अलग है और हर व्यक्ति के अनुसार आहार अलग है। इसलिए, मैं आपको पुस्तक में उल्लिखित तरीकों को आज़माने के लिए प्रोत्साहित करूँगा। इनमे कोई अतिरिक्त खर्च नहीं होगा। न ही आपको कोई तामझाम वाला उपकरण या खाद्यपूरक खरीदने की आवश्यकता है। यह एक सरल सुलभ तरीका है!

अंत में, मैं चीनी और इसकी सामाजिक लत के बारे में दो शब्द कहना चाहूँगा। मेरा व्यक्तिगत अनुभव यह रहा है कि किसी लत पर आंशिक रूप से नियंत्रण की कोशिश आपकी इच्छाशक्ति पर बहुत भारी पड़ती है। नशा या लत को पूर्णतया नहीं कहना ज्यादा आसान है। शराब के साथ ऐसा है। सिगरेट के साथ ऐसा है। चीनी के साथ ऐसा है!

यदि मेरे शब्दों से आपके दृष्टिकोण में बदलाव आये तो मैं समझूंगा कि मेरा काम हो गया। हर कोई अलग है। हर व्यक्ति को अपने मन, आत्मा और शरीर से जुड़े रहने की जरूरत है, विशेषकर तब जब कोई वजन नियंत्रण, बेहतर नींद और बेहतर ऊर्जा के माध्यम से एक बेहतर स्वास्थ्य की ओर बढ़ रहा हो। आपके शरीर और आत्मा की विशिष्टता की मांग है कि दिये गए तर्क को सुनने के बाद आप आगे का सफ़र खुद चुने। मैं इस परिप्रेक्ष्य में आपकी प्रतिक्रिया का इंतजार करंगा। इसमें मुख्यतः मेरा स्वार्थ निहित है, चूंकि मैं यह

अभ्यास कर रहा हूं, मुझे यह जानने को मिलेगा कि क्या मैं कहीं गलती तो नहीं कर रहा हूं। मैं आपको शीघ्र सफलता की शुभकामनाएं देता हूं !

10

विविध

आपको ऐसा लगा होगा कि मैंने इस पुस्तक में जो सुझाव दिए हैं, वो भारतीयों की पारंपरिक जीवन शैली से बहुत मेल खाते हैं। आयुर्वेद भी ऐसा ही सुझाव देता है जैसा कि डॉ. सुहास क्षीरसागर ने अपनी पुस्तक में बताया है।

ऐसा संयोग कभी-कभी एक वरदानस्वरुप होता है क्योंकि कई लोगों के लिए परंपरागत आधार इस जीवनशैली को अपनाने में मदद करता है। मुझे लगता है कि मैं कुछ हद तक अपने सुझावों को वैज्ञानिक तर्क और आधार देने में सफल हुआ हूँ और मेरे सुझाव केवल परंपरा पर आधारित नहीं हैं।

खासकर जब Intermittent Fasting उपवास करने की बात आती है, तो मुझे लगता है कि नई पीढ़ी, केवल पारंपरिक आधार के अलावा कुछ और प्रमाण और वैज्ञानिक स्पष्टीकरण चाहेगी।

सबसे पहले, मैं उनसे अनुरोध करूंगा कि वो इन सुझावों को खुद आज़मा कर देखें | इंजीनियरिंग कॉलेजों में, आज़माइश की यह तरकीब नई पीढ़ी को अक्सर बुरी आदतों में फंसाने के लिए प्रयोग की जाती है, जैसे धूम्रपान, मदिरा सेवन आदि। मेरे सुझाव जैसे भी हों, उन्हें आजमाना इतना खतरनाक तो कदापि नहीं है। आखिर मैं क्या करने को कह रहा हूँ? चीनी छोड़ना, एक समय का भोजन छोड़ना, संध्या के बाद मोबाइल या टीवी न देखना। इनमें से कुछ भी जानलेवा नहीं है ! अगर आजमाने से आपको लाभ मिले, तो ही अपनाएँ |

लेकिन इससे पहले कि आप इसे छोड़ दें, कुछ ऐसे अनुसंधानों के बारे में जानने की जरूरत है जो उन लाभों के बारे में बताते हैं जो तुरंत स्पष्ट नहीं होते क्योंकि असर बहुत गहरे स्तर पर होता है। यहां मैं डॉक्टर योशिनोरी ओहसुमी के शोध का उल्लेख करना चाहूंगा, जिन्हें 2016 में चिकित्सा के लिए नोबेल पुरस्कार मिला था। उनका शोध एक प्रक्रिया के बारे में था जिसके अनुसार एक नियमित अवधि के उपवास के परिणामस्वरूप, भोजन के

अभाव में, शरीर मृत कोशिकाओं और विषाक्त पदार्थों को खाना शुरू कर देता है ।

इससे पता चलता है कि अगर हम उपवास करते है, तो यह हमारे शरीर को डिटॉक्स करने में सहायक होगा।

भारतीय परंपरा में, हम नवरात्रि के दौरान अतिरिक्त उपवास करते है। यह आम तौर पर मौसम के बदलने से ठीक पहले होता है, यानि ऐसे समय में जब लोगों के बीमार पड़ने की अधिक संभावना होती है। क्या यह महज संयोग है कि एक अभ्यास जो हमारे शरीर को डिटॉक्सिफाई करता है, उसे धार्मिक कैलेंडर का अंग बना कर हमारे जीवन में शामिल किया गया है? यदि किसी को इस बायोकेमिस्ट्री के बारे में पता भी होता, तो भी आम लोगों को इसे समझाना बहुत मुश्किल होता । लेकिन आधुनिक युग में जब सारी जानकारी आसानी से उपलब्ध है, हमें चाहिए कि हम अपने सुझावों के लिए साक्ष्य का समर्थन जुटाएं और जब हम अनिश्चित हों तो खुले तौर पर इसे स्वीकार करें । लेखन का उद्देश्य उपदेश देना नहीं है, बल्कि विचारों को लेखबद्ध करना है ताकि अगला विचार वहीं से शुरू हो, जहां पिछला समाप्त हुआ था! इस पुस्तक पर चाहे कॉपी राइट हो, लेकिन विचार को कॉपी करने की खुली छूट है, साथ ही सुझावों में सुधार और इनके विरोध का स्वागत है, क्योंकि विचार कॉपी राइट नहीं कॉपी लेफ्ट हैं !

11

आपकी थाली में क्या है?

प्राइम टाइम टीवी का एक फायदा eh यह है कि हमें पता चल जाता है कि लोग हमें क्या खाने और पीने के लिए उकसा रहे हैं। वास्तव में, इन विकल्पों के बारे में जानकारी हमारे लिए आवश्यक नहीं है। सचाई यह है कि जिस वस्तु का विज्ञापन जितना अधिक होगा, उसके बारे में निश्चित रूप से यह कहा जा सकता है कि यह ऐसी चीज है जिसे हम उकसाने, मजबूर किये जाने, भावनात्मक ब्लैकमेल या ब्रेनवॉश के बिना नहीं अपनाते।

तीनों खान (फिल्म कलाकारों) और उनके छह पैक्स की बदौलत, युवा पीढ़ी में स्वस्थ खाने और स्वस्थ रहने के लिए एक जागरूकता और उत्सुकता बढ़ी है। कुछ मामलों में निस्संदेह यह हानिकारक प्रोटीन पैकेटों को समाधान स्वरुप अपनाने के स्तर तक गिर जाती है । हालांकि, यह तो मानना ही होगा कि नई पीढ़ी, स्वास्थ्य के प्रति अधिक जागरूक है।

जब भोजन की बात आती है, तो हमारी अपनी अपनी श्रेणियां हैं। शाकाहारी और मांसाहारी लोग हैं। फिर लैक्टो-शाकाहारी और वे लोग हैं जो प्याज, लहसुन और आलू को भी वर्जित मानते हैं। कुछ आध्यात्मिक लोग खाद्य पदार्थों को प्राणिक और गैर-प्राणिक के रूप में प्रस्तुत करते हैं | वे लहसुन को भी तामसिक श्रेणी में शामिल कर असमंजस में डाल देते हैं । फिर ऐसे पोषण विशेषज्ञ हैं जो इस बात पर जोर देते हैं कि हमारी दादी सब जानती थी, अगर ऐसा है, तो मुझे तंबाकू चबाना चाहिए!

आज भोजन के साथ समस्या यह है कि यह एक थाली में सज कर हमारे पास आता है! मैं विस्तार से बताता हूँ । बुफे लंच या डिनर में यह सब बहुत स्पष्ट हो जाता है। यहाँ ये सभी तामसिक, शाकाहारी और तथाकथित दादी मां के भोजन समान दूरी पर उपलब्ध होते हैं। आधुनिक अर्थव्यवस्था में बड़े पैमाने पर वस्तुओं के उत्पादन से सुदूर के विशेष खाद्य पदार्थ भी ऐसी कीमत पर मिलते हैं कि स्वदेशी और विदेशी में कीमत के आधार पर अंतर करना मुश्किल है । तो मैं कैसे चुनूं कि क्या खाऊं?

मानव शरीर एक मशीन की तरह है जो खाद्य पदार्थों को ऊर्जा में बदल सकता है ताकि यह मशीन चलती रहे । हमारा दिमाग एक अपेक्षाकृत प्रभावी प्रोसेसर है जिसे बहुत अधिक ऊर्जा नहीं चाहिए । यह समझने के लिए कि कौन सा भोजन लेना चाहिए, शायद एक तरीका मददगार हो सकता है, कि हम, कल्पना द्वारा, अपने शरीर को उस मूल प्रकृति में ले जायें, जिसके लिए इसे डिज़ाइन किया गया था। यानी जब मानव की 'कृत्रिम' बुद्धिमत्ता ने परिस्थितियों (प्रकृति) को बदलना शुरू कर दिया था, उससे पहले के प्राकृतिक वातावरण में। ।

यहाँ, मैं इस बहस में नहीं पड़ूँगा कि क्या वो ईश्वर था जिसने शरीररुपी मशीन, उसकी ज़रूरतों और आसपास के वातावरण को बनाया है । यह उन लैपटॉप और डेस्कटॉप के समान है जिन्हें हम इस अपेक्षा के साथ डिज़ाइन करते हैं कि वो एक निश्चित पर्यावरण में होंगे और फिर, अचानक, कृत्रिम बुद्धिमत्ता खुद ही वह पर्यावरण को बदल देती है। इस रहस्य को सुलझाये बिना कि मूल रूप से 230 V और 50 Hz बिजली आपूर्ति पर आधारित व्यवस्था रखी गयी थी।

इस बात का संज्ञान होना कि हमारी मूल सरंचना के अनुकूल क्या खाना रहा होगा और हमारी जीवनशैली आदर्श रूप में कैसी रही होगी, कई मायनों में शिक्षाप्रद है। आज के बुफे में, सेब और चिकन मुगलई दोनों समान स्तर के प्रयास से खाना संभव है । लेकिन उन दिनों में, भोजन के लिए शिकार पर निर्भर मनुष्य के लिए, सेब आसानी से मिलने वाला फल होता (यदि आप सही क्षेत्र में होते) पर किसी मुर्ग या जानवर का शिकार मशक्कत से भरा काम होता।

क्योंकि मानव की कृत्रिम बुद्धि ने हालात बदल दिए हैं, हमारी स्वाभाविक मंदबुद्धि प्लेट पर विभिन्न वस्तुओं के बीच में अंतर नहीं कर पाती है। भिन्न भोजन के बाद किस तरह की भिन्न-भिन्न शारीरिक गतिविधि कम से कम आवश्यक है, उसका अंदाज़ा नहीं हो पता है क्योंकि उन्हें खाने से पहले कुछ भी परिश्रम नहीं किया है ।

प्रत्येक खाद्य पदार्थ में कितनी प्रोसेसिंग और परिवर्तन किया गया है, इसका दिमागी हिसाब लगाना हमारे लिए फायदेमंद होगा | ऐसा करने पर हम आमलेट की जगह उबला हुआ अंडा चुनेंगे क्योंकि अंडे में नमक और तेल नहीं है, जिन्हें आमलेट बनाने के लिए प्रयोग किया जायेगा ! हम नमक का नए-नए तरीके से उपयोग करते हैं, जैसा कि पहले सोचा भी नहीं गया होगा । साथ ही हम बिना किसी शारीरिक श्रम किये तेल भी आसानी से इस्तेमाल कराते हैं। कहने का मतलब यह नहीं है कि प्रोसेसिंग के कारण नमक, या तेल लेना बंद कर देना चाहिए। यह खाने की किसी चीज़ को उसके वास्तविक स्वरुप में देखने का एक प्रस्तावित दृष्टिकोण मात्र है ।

शाकाहारियों का मांसाहारियों को घृणा की दृष्टि से देखना दुर्लभ नहीं है। उनके अनुसार अपना पेट भरने के लिए किसी जीव को मारना बहुत ही निर्दयी काम है। हालांकि बहुत से शाकाहारी इस बात को नज़रंदाज़ कर देते हैं कि मूक पौधों में भी जीवन है। अनाज के लिए यह जरूरी है कि हम उसकी खेती करें और उनके बीजों को खाने के लिए उनका जीवन समाप्त कर दें। – उनमें जीवन की पूरी उमंग है, चाहिए सिर्फ फलने-फूलने के लिए स्वतंत्रता। यह तर्क मांसाहारियों को दोषमुक्त करने के लिए नहीं है। हम मूक जीवन की इस कटाई के बिना शायद जीवित न रह पायें। फिर भी, जब हम अगला निवाला मुह में डालें, तब हमें यह आभास होना चाहिए कि शाकाहारियों और गैर-शाकाहारियों के बीच का अंतर मात्रा का है श्रेणी का नहीं - कम से कम जहाँ तक भावनात्मक पक्ष का सवाल है।

हम इस सोच को एक नाम दे सकते हैं- " पूर्ववर्ती प्रयास का परिप्रेक्ष्य"। अर्थात, किसी भी खाने की चीज को बनाने मे कितना प्रयास पूर्व में किया गया है - यह जानने की कोशिश । अगर प्रयास किए बिना हम अधिक पूर्ववती प्रयास वाले खाना खाते हैं, तो कम से कम बाद में ज्यादा प्रयास करना चाहिए। अगर आप फल सब्जी से ही काम चला रहे हैं, तो कम व्यायाम से शायद चल भी जाए। अगर अनाज और अन्य प्रोसेस्ड फूड खाते हैं, तो व्यायाम ज्यादा जरूरी हो जाता है।

वर्तमान में मुख्य बदलाव हमारी जीवन शैली में आया है जिसमें हम प्रयास से बचकर खुद पर गर्व करते हैं। मेरा उद्देश्य उन सब अनगिनत आविष्कार और खोजों को नकारना नहीं है जो हमें सरल जीवन जीने में मदद करती हैं और न ही उस तकनीक को जो मेरे विचारों को आपके पास ले जाती है । लेकिन, हमारे लिए ठहर कर यह देखना लाजिमी है कि जीवन को जटिल बनाने में हमारा खुद का कितना हाथ है, और उसी के अनुसार हमें जीवन को संवारना चाहिए । मेरा मानना है कि हमें प्रकृति की तरफ देखना चाहिए । प्रकृति के पास उससे कही ज्यादा जवाब हैं, जितने सवाल हम पूछने में कामयाब रहे हैं।

#natureatarian

12

''द वीक''

''द वीक''

तीन एस और हमारे स्वास्थ्य: अच्छे स्वास्थ्य के लिए एक आई.ए.एसअधिकारी का सुझाव

सितम्बर 27, 2019 22:41 IST

यह पत्र मैंने अपने एक पुराने मित्र को लिखा था। पत्र में जीवन में आये अनुभवों को साझा करने का प्रयास किया गया है।

प्रिय डेविड,

तुम कैसे हो? तुमको पत्र लिखे हुए काफी समय हो गया। मैंने यह पत्र लिखने की जल्दबाजी इसलिए की, ताकि जब हम अगली बार मिलें तो मुझे पहचानने में तुम्हें दिक्कत न हो! मैं मज़ाक नहीं कर रहा – अपनी पिछली मुलाकात के बाद से मैंने सोलह किलो वज़न कम किया है। ये तो हुआ कि मैं कैसा दिख रहा हूँ; लेकिन अधिक महत्वपूर्ण बात मेरी ऊर्जा में हुआ सकारात्मक परिवर्तन है जो मैं महसूस कर रहा हूँ।

ईश्वर की दया से (ईश्वर की कृपा बनी रहे)। मेरी एक नयी दिनचर्या है, जब मैं सुबह जल्दी उठता हूँ और एक्टिव हो जाता हूँ और पूरे दिन ऊर्जावान और जोशपूर्ण रहता हूँ। यूँ तो मेरी समय सारणी कठिन है – लेकिन, मेरा शरीर, मन और आत्मा एकदम जैसे युवा हो गए हैं। तुम्हारा गणित – तार्किक बुद्धि सोचेगी कि मैं ये सब शायद मेरे पिछले बिगड़े दिन के साथ तुलना करते हुए कह रहा हूँ। मैं यह मानता हूँ कि मैं वैज्ञानिक तरीके से सिद्ध करते

हुए यह बात नहीं रख सकता। लेकिन मेरे अनुभव के बारे में बताना भी तो जरूरी है।

जैसा कि तुम जानते हो, कि मैं शुरू से स्वस्थ होना चाहता था और उसके लिए मैं बहुत सारे डाइट और एक्सरसाइज़ करता रहा हूँ। मुझे थोड़ी बहुत सफलताएं भी मिलीं – एक फल/सब्जियों वाली डाइट से साइनोसाइटिस में कुछ आराम मिला था और कुछ सम्मानित डाइटिशियनों के सुझावनुसार हर दो घण्टों में थोड़ा-थोड़ा भोजन करने से भी मेरा वजन कम हुआ था। इन सबमें बहुत सारा तनाव था और इच्छाशक्ति निहित थी। लेकिन मैं इनमें से किसी पर भी स्थिर नहीं रह पाया। अब मुझे लगता है कि स्थिर नहीं रह पाने के पीछे कोई आशीष छुपा हुआ था। मैं तुम्हे बताता हूँ, कैसे।

मैं थोड़ा 'सस्पेंस' बनाए रखने की कोशिश करूंगा। मैं शुरूआत में तुम्हें बताउंगा कि मुझे किन-किन रास्तों से गुजरना पड़ा। आज मुझे दृढ़ विश्वास है कि अच्छा परिणाम का एक बहुत आसान तरीका है। लेकिन जो तुलनात्मक रूप से आसान रास्ता मैं बता रहा हूँ वह निश्चित ही स्पष्ट नहीं होगा, अगर मैं ये न बताऊं कि इस परिणाम तक मैं कैसे पहुंचा।

यह सब तब शुरू हुआ जब मैं भोपाल में ही था। मेरा एक दोस्त है जो महाराष्ट्र से है। वह भी भारतीय प्रशासनिक सेवा में है और उनकी पत्नी चिकित्सक है। जब परिवार में एक डॉक्टर हो तो बातचीत के दौरान स्वास्थ्य पर चर्चा स्वभाविक है। इस परिवार से मुझे ''डॉक्टर दीक्षित डाइटप्लान'' के बारे में पता चला – व्हाट्सअप यूनिवर्सिटी के ज्ञान का यह एक और उदाहरण है! डॉक्टर जगन्नाथ दीक्षित का एक विडियो है जिसमें मुझे लगता है कि वह मेडिकल के विद्यार्थियों से डाइटप्लान के बारे में बात कर रहे हैं जो दिवंगत डॉक्टर जिशकर द्वारा प्रचारित किया गया था। यह वीडियो मुझे अच्छा इसलिए लगा क्योंकि इसमें कुछ बेचा नहीं जा रहा था। आज वजन घटाने या बढ़ाने के लिए अच्छे-खासे विज्ञापनों के समय में इस कारण से इस पद्धति के प्रति विश्वसनीयता में इज़ाफा हुआ।

यूट्यूब पर उपलब्ध वीडियो में मुख्य विचार यह है - दिन में दो बार ही आहार लें और अपना आहार पचपन मिनट में पूरा करें और यदि आप मधुमेह रोगी हैं तो रिफाइंड चीनी तथा चीनी से बनी मिठाइयाँ नहीं खानी चाहिए। अब, कोई इस विचार की तर्कसंगतता जानना चाहे तो एक मजबूत तर्क भी है।

तर्क यह है कि : कुछ भी भोजन लेने से शरीर में नियत मात्रा में इंसुलिन का श्राव होता है। अतः, जितनी ज्यादा बार हम खाएंगे, उतनी बार हमारे खून में इंसुलिन की मात्रा बढ़ेगी। रक्त में ज्यादा इंसुलिन से इंसुलिन की क्षमता कम होती है। इसका मतलब है कि खून में निश्चित ग्लूकोज की मात्रा को पचाने में ज्यादा इंसुलिन की जरूरत होगी। जब यह शरीर में प्राकृतिक रूप से मौजूद नहीं होता, तो बाहरी इंसुलिन या ड्रग्स पर निर्भर होना पड़ेगा। ऐसी

स्थिति को डायबिटीज कहते हैं। यदि कोई व्यक्ति पचपन मिनट के अंदर अपना भोजन पूरा करता है तो इंसुलिन की केवल एक अतिरिक्त मात्रा ही रक्त में जाएगी और इस प्रकार शरीर की इंसुलिन संवेदनशीलता बनी रहती है।

डॉ. दीक्षित के डाईट प्लान के बारे में जागरुकता फैलाने के मिशन से अब कई प्रतिबद्ध स्वयंसेवी जुड़ गए हैं। यहाँ तक कि यह भी दावा किया जाता है कि यह डाईट प्लान डायबिटीज की अवस्था को पलट सकता है, जिसके बारे में अन्य डाक्टरों की माने तो मूल इंडोक्रिनोलॉजी में यह संभव ही नहीं है।

मैंने इस डाईट को आजमाने का निर्णय किया। इस समय तक मैं मसूरी चला गया था और जैसा कि तुम जानते हो, मेरे साथ मेरा परिवार नहीं आ पाया।

मुझे केवल खाना आता है पकाना नहीं। खाना पकाने के बारे में शुरू में की गई कुछ कोशिशों में असफल हो जाने के बाद मैंने कोशिश करना छोड़ दिया। एक दिन में तीन बार ताजा आहार पाना भी एक बड़ी चुनौती था, जो मजबूरन डॉ. दीक्षित की डाईट लेने का सही माहौल था। मैं अपना नाश्ता लेता था। मैं लंच देर से लेता था। डॉ. दीक्षित को झांसा देते हुए कभी-कभी रात को मैं मूसली और फ्लेवर्ड मिल्क लेता था अन्यथा मैं डाईट के प्रति वफादार बना रहा और रात का खाना छोड़ दिया।

मसूरी अकादमी में होना कुछ मायनों में मददगार और कुछ में बिल्कुल मददगार नहीं था। अकादमी के पास सर्वश्रेष्ठ खेल सुविधाएं उपलब्ध थीं। मेरा निवास हैपी वैली में था। मुझे यह बहाना बनाना बड़ा मुश्किल था कि व्यायाम करना संभव नहीं है। एक फैक्लटी होने के नाते मुझ पर यह नैतिक दायित्व था, कि प्रशिक्षुओं को शारीरिक फिटनेस तथा अनुशासन के बारे में जागरूक बनाऊँ और सुबह के वक्त व्यायाम करने के लिए बाहर निकलना लाजमी था। ऊंची-नीची जमीन और ट्रैकिंग करने के लिए उत्सुक उत्साही साथियों के समूह के साथ यह स्वाभाविक था कि व्यक्ति स्वस्थ हो जाए।

दूसरी तरफ, दिन में कई बार नाश्ता आसानी से उपलब्ध रहता था। मेरे बच्चे मेरे कार्यालय को बहुत पसंद करते थे। मेरी छोटी बच्ची को पूरा यकीन था कि उनके पिता ब्राउनी और सॉफ्टी की सुलभता के साथ पहाड़ों में अकेले आनंद ले रहे हैं। अकादमी के मेस के बेहतरीन शेफ डॉक्टर दीक्षित के प्लान का पालन करने के लिए नाश्ते से परहेज रखने की आपकी इच्छाशक्ति को ललकारते रहते थे। मैं लंच के दौरान 55 मिनट में कुल-मिलाकर उनकी बनाई सभी चीजों को खा लेता था। डॉक्टर दीक्षित ने 55 मिनट का लाइसेंस दिया था। वे यह कभी नहीं कहते हैं कि हमें 55 मिनट तक खाना चाहिए। लेकिन, कानून विभाग में फैकल्टी कॉर्डिनेटर होने के कारण मैंने इस तकनीकी कमी का लाभ उठाया। मैं खूब खाता था

लेकिन अक्सर घर पर तैयार डिनर न होने के कारण मेस से एक और खाना मँगाने के बजाए जैसे-तैसे सो जाया करता था।

मेरा वजन घट गया। मैं तो कहूँगा कि मेरी इच्छाशक्ति जवाब दे रही थी लेकिन ये वो पूँजी थी जिस पर अधिकांश सिविल सेवा के अधिकारी निर्भर करते हैं। मैं, कहीं पढ़ रहा था कि दिमाग की शक्ति और शारीरिक शक्ति इस्तेमाल करने से बढ़ती है। तुलना में, इच्छाशक्ति सीमित मात्रा में होती है। ऐसा भी समय आया जब मुझे इच्छाशक्ति में भारी कमी का अहसास हो रहा था – और इसमें उन परिस्थितियों का भी दोष था जिनके कारण मेरा परिवार मुझसे दूर भोपाल में था।

परंतु नियमित व्यायाम और दूसरों से अधिक डाईट कंट्रोल की वजह से मेरा वज़न कम हो रहा था। मैं समय-समय पर उपवास रखने के लाभों के बारे में पढ़ता रहा। यह जानना आश्चर्यजनक था कि मेडिसिन के लिए नोबेल पुरस्कार, जो डॉक्टर ओसुमी को ऑटोफेगी (Autophagy) पर अध्ययन के लिए दिया गया था, वह मूलतः उपवास के धार्मिक अभ्यास को वैज्ञानिक आधार देता है।

मैंने यहाँ एक बात अनुभव किया। लंच के बाद, डिनर के समय तक मुझे भूख लग जाती थी। लेकिन यदि मैं रात को बिना खाए सो जाता था तो सुबह मुझे कोई भूख नहीं रहती थी। यह मेरे लिए अजीब था क्योंकि मेरे पिछले आहार को काफी समय बीत चुका था। लेकिन मुझे उतनी भूख या थकान महसूस नहीं हो रही थी - यहाँ तक कि सुबह बैडमिंटन के पाँच गेम खेलने के बाद भी।

इन्हीं दिनों मुझे साऊथ कोरिया जाने का मौका मिला। वहाँ मुझे 'आपदा बहाली' पर कार्यशाला में विशेषज्ञ के तौर पर आमंत्रित किया गया था। मुझे नहीं पता कि इस वर्कशॉप से उम्मीदवारों ने कुछ सीखा या नहीं, लेकिन इससे मेरा जीवन काफी बदल गया। तुम्हें याद होगा कि जब पिछली बार मैं सिओल गया था, तब मैं अद्वैत दर्शन से अत्यंत प्रभावित हुआ था, जिसका रोजमर्रा के जीवन से व्यावहारिक संबंध है। लेकिन, इस बार संदेश बहुत सरल था – मीठा छोड़ दो।

मेरी ऑस्ट्रेलिया के न्यू कॉसल यूनिवर्सिटी के प्रतिभागियों से सामान्य बातचीत हो रही थी। जब चर्चा का विषय डाईट पर आया, उनमें से एक ने मुझे "That Sugar Film" देखने का सुझाव दिया और मुझे फिल्म का लिंक भी भेजा। विदेश में मेरे पास कुछ खाली समय था, मैंने मूवी देखी जो असल में एक डाक्यूमेंटरी थी। उसमें बड़े मीठे तरीके से बताया गया है कि मीठा छोड़ना है। गुस्ताखी माफ! मूवी का सार यह है - कैसे हम रिफाइंड शुगर के बाजारी जाल में फंसे हुए हैं और कैसे इसकी लत समाज के लोगों के स्वास्थ्य के लिए हानिकारक है। मैं जब समाज में इसकी लत की बात करता हूँ तो मैं व्यक्तियों की नहीं पूरे समाज की बात

करता हूँ कि कैसे पूरा समाज इस खतरनाक लत से ग्रस्त है। यदि किसी को अपनी यह लत छुड़ानी है तो उसे अपने मन और शरीर से जंग करनी होगी और अपने प्रियजनों को विश्वास दिलाना होगा कि कई पीढ़ियों से हम इस शुगर की लत में बुरी तरह से जकड़े हुए हैं। इस लत का प्रभाव इतना जटिल है कि हमें इसको समझने और छोड़ने में दिक्कत आ सकती है।

लेकिन कोई चीनी क्यों छोड़े? तो इसके लिए मुझे यह कहना है कि तुम पूरी मूवी देखो साथ ही एक डॉ. रोबर्ट लस्टिग है जो अमरीका के पेडियेट्रिक एंडीक्राइनोलॉजिस्ट हैं, जिन्होंने इसके पीछे की बायोकैमिस्ट्री बड़े वैज्ञानिक तरीके से बताई है और मामले को समझाने की कोशिश की है। मैं वही बात एक आम आदमी की भाषा में बता रहा हूँ - चीनी फ्रूक्टोस और ग्लूकोज है। ग्लूकोज हमारी ऊर्जा की जरुरतों को पूरा करने के लिए जरूरी है।

ग्लूकोज प्रोसेस किए गए कार्बोहाइड्रेट्स से भी मिलता है जबकि फ्रूक्टोस को अलग तरीके से प्रोसेस किया जाता है। यदि इसके तत्काल उपयोग की जरूरत न हो तो यह लीवर में फैट में बदल जाता है और तब वह उन जगहों पर जमा हो जाता है जहां बहुत अधिक नुकसान पहुंच सकता है जैसे कि रक्त शिराओं में। इसलिए कार्बोहाइड्रेट रूप में फ्रूक्टोस लेना हानिकारक होता है जैसे कि रिफांइड शूगर या ऐसे खाद्य पदार्थ जिनमें बहुत अधिक रिफाइंड शूगर होती है। ये पदार्थ फलों के रस से लेकर जैम और केचअप में हो सकते हैं। जब हम शूगर लेते हैं यह थोड़ी देर के लिए हमारे ग्लूकोज लेवल को बढ़ा देती है और जब ग्लूकोज लेवल नीचे आता है तो हम शिथिल हो जाते हैं और अधिक शूगर लेने की इच्छा होती है, जैसे कि किसी दूसरे साइकोट्रॉपिक ड्रग्स से होता है। हमारे मस्तिष्क के लिए यह अच्छा है यदि हमारा ग्लूकोज लेवल दिनभर में बहुत अधिक घटे बढ़े नहीं और हमारा दिमाग ठीक प्रकार से ग्लूकोज पर काम करता रहे।

इसलिए दिन में कम से कम बार आहार लेना हमारे लिए अच्छा रहता है। हमारा पारंपरिक ज्ञान भी यही कहता है कि जो एक बार खाना खाता है वह दिन भर खाते रहने वाले लोगों से ज्यादा स्वस्थ रहता है।

एक और महत्वपूर्ण मुद्दा है, जमा हुई वसा को जलाने का। जब हम आहार लेते हैं तो खून में ग्लूकोज की आपूर्ति बढ़ जाती है और ग्लूकोज के लिए कोशिका को खोलने के लिए मदद करने हेतु इंसुलिन का रिसाव होता है। इंसुलिन का एक और कार्य होता है। यह वसा सैल्स को बर्न न होने देने के लिए सिग्नल भेजता है। अर्थात, जब इंसुलिन आसपास होगी तो वसा कम नहीं होगी। एक बार ग्लूकोज के आने से शरीर में जो कुछ मात्रा इंसुलिन की घोलता है तो उसे शरीर से पूरी तरह से खाली होने में बारह घंटे लग जाते हैं जिसके बाद ही वसा का घटना संभव है। यही आहारों के बीच में निराहार रहने का मूल सिद्धांत है।

तुम्हें डॉक्टर दीक्षित द्वारा बताए गए डाइटप्लान से याद होगा कि मनुष्य को दिन में केवल दो बार ही खाना चाहिए और बाकी समय पानी पर निर्वाह करना चाहिए। यह, और प्राचीन जैन परम्परा जिसमें अपना आखिरी भोजन सूर्यास्त से पहले करने से, निद्रा के दौरान हमारे शरीर से इन्सुलिन पूरी तरह बाहर होने में मदद मिलती है। फिर सुबह जब आप थोड़ी सी ऐरोबिक एक्सरसाइस करते हो तो इन्सुलिन बिल्कुल नहीं रहता और शरीर कीटोसिस में चला जाता है। यह बहुत बढ़िया स्थिति है – ऐकेडमी में अपनी सुबह के व्यायाम आदि के दौरान ऐसा कुछ मैंने महसूस किया। अंततः इसका भी स्पष्टिकरण मिला कि रात को भोजन की तीव्र इच्छा क्यों होती है और सुबह भूख क्यों नहीं लगती है। चूंकि मैं अपने लंच के दौरान रिफाइंड शुगर के उत्पाद लेता था, मेरा ग्लूकोज़ लेवल कुछ समय के लिए ऊंचा और शाम तक कम हो जाता था और मुझे भोजन की जरूरत महसूस होने लगती थी। सुबह तक यदि इस क्रैश से मैं बहादुरी से निपट सका तो मैं कीटोसिस में होता था और मुझे अच्छा लगता था।

अर्थात् यदि मैंने चीनी छोड़ी – तो दीक्षित डाइट के हिसाब से अपना दो समय का भोजन मैं ज्यादा आसानी से कर पाउंगा और यही दरअसल हुआ। मेरा मोटापा घटने लगा और वजन कम होने लगा। मेरा ऊर्जा स्तर बहुत अच्छा था क्योंकि ग्लूकोज़ लेवल में तेज गिरावट के बजाए स्थिर था। मेरा इन्सुलिन अब बार-बार रिलीज़ नहीं होता था जिससे मेरी इन्सूलिन क्षमता बढ़ी और मेरा HBa1c स्तर अच्छा हो गया।

सबसे अच्छी बात यह थी कि मुझे नींद गहरी आने लगी। जब हमारे पेट में खाना होता है तब आंखे बंद भी हों तो भी शरीर काम करता है और उसे सच में आराम करने का और दुरुस्त होने का समय नहीं मिल पाता। इसका मतलब लम्बी नींद के बावजूद अपेक्षित गहरी नींद नहीं मिल पाती। सोने से पहले मोबाईल और टीवी हटा देने से आप स्वयं को दृश्यों के जमघट के भार से मुक्त करते हैं। यह नींद के थर्ड डायमेंशन में मदद करते हैं। इसका मतलब मुझे बेहतर नींद आने लगी थी। मेरे कई दोस्त हैं जो कई घण्टों की नींद लेने के बाद भी खुश नहीं हैं। मैं उन्हें बेहतर नींद के लिए यह प्रभावी प्रयास करने का सुझाव देता हूँ।

इस प्रकार मैं स्वास्थ्य और 3S के सिद्धांत पर पहुंचा। यह कुछ ऐसा ही है जैसे परीक्षा के पहले हम याद रखने के लिए छोटे-छोटे नोट्स बनाते थे। मैं कहता हूँ कि 3S अपनाओ और 3S छोड़ो। छोड़ने वाले 3S है- चीनी (Sugar), नाश्ता (Snacks) और रात का भोजन (Supper)।

मैं कुछ दिनों पहले इच्छाशक्ति और अन्य शक्तियों, जैसे शारीरिक शक्ति और दिमागी शक्ति में अंतर के बारे में पढ़ रहा था। शारीरिक शक्ति और दिमागी शक्ति लगातार अधिक उपयोग करने से बेहतर होते हैं। जबकि, कहा जाता है कि विल पॉवर, पुनः प्राप्य

पॉवर नहीं है और सीमित मात्रा में होती है।

इसलिए, अगर हम किसी रास्ते पर चलने की शुरुआत चाहे विल पॉवर के साथ करते हैं तो भी शीघ्र ही हमें किसी और पॉवर सोर्स पर इसे डालना होगा – जैसे आदतन दिनचर्या की पॉवर या जिसे मैं कहता हूँ- "Can't but" पॉवर । यदि किसी को वज़न कम करना है, और हम ऐसे किसी रुटीन को अपनाते हैं जिसमें वजन कम करने के लिए कम विल पॉवर की आवश्यकता हो, तो वह सबसे बढ़िया तरीका होगा।

मैं इस अनुभव के साथ बात समाप्त करता हूँ कि जब मैंने साउथ कोरिया में रहते हुए चीनी छोड़ी थी तब मैं सुपर मार्किट से बिना चीनी के खाद्य पदार्थ ढूंढने लगा था। यह चौंकाने वाली बात है कि मुझे मूंगफली के अलावा कोई और ऐसी चीज़ नहीं मिली। तो कहानी ये कि हम जो भी खाते हैं 80% चीजों में मिठास होती है। मानव सुरक्षा के लिए सुझाई गई सीमा 7 चाय के चम्मच शक्कर है जबकि हम 30 से अधिक उपभोग करते हैं।

बच्चे, ग्लूकोज़ खाने की इस देखा-देखी की दौड़ में झोंक दिए गए हैं। हमारे परिवारों में इस जहर की सामाजिक लत है। बच्चों की क्षणिक मानसिक खुशी और ऊर्जा देखने के लिए हम उनको मीठा देते जात हैं। मुझे लगता है कि इस जहरीले चीनी उपभोग से स्वयं बाहर आ जाना ज्यादा आसान है। लेकिन, परिवार, मित्र और समाज को इससे बाहर निकालना, एक और ही जंग है। इसमें संलग्न व्यापार इसमें बाधक है। टीवी ऑन करें और केवल हानिकारक चीजों के विज्ञापन, चाहे वह चीनी हो या सोना (इस पर अधिक बात बाद में) ही दिखाई देंगी। एक तरफ अतिरिक्त कैलोरीज़ जलाने के लिए एक पूरा का पूरा उद्योग तैयार है जो रिफाइंड चीनी के बाज़ार के साथ राजी-खुशी मौजूद है। अब समय आ गया है जब इस बात पर विश्वास करना छोड़ दिया जाए कि कोई भी 'बूस्ट' किसी की ऊर्जा का राज़ है। हमें अपनी ऊर्जा को बूस्ट करने का राज़ स्वयं ढूंढने की जरूरत है। चीनी (शुगर), नाश्ता (स्नैक्स) और रात का भोजन (सपर) छोड़ें। खेल कूद (स्पोर्ट), संगीत और नींद (स्लीप) को अपनाएं।

13

दिन का शुभारंभ

अनुलग्नक IV

दिन का शुभारंभ

रघुराज राजेन्द्रन

सुबह के छह बजे, दिल्ली के लोधी गार्डन में होना एक खूबसूरत अनुभव है। ऐसे ही शहर के और कई छोटे-बड़े पार्क हैं जहां स्वास्थ्य के प्रति जागरूक अभिजात्य वर्ग अपनी सुबह के व्यायाम के साथ फिट-इंडिया अभियान में भागीदारी के लिए एकत्रित होता है।

मुझे लगता है कि इनमें से अधिकांश उत्साही, जो इन व्यायाम की गतिविधियों में लगे हैं, परिणामों से बहुत संतुष्ट नहीं होंगे। हां, मॉर्निंग वॉक ताज़गी भरा जरूर होता है; लेकिन जमा हुआ फैट बड़ा जिद्दी होता है। एक सज्जन ने चुटकी लेते हुए कहा- 'प्राण जाए पर वज़न न जाए!' नए उत्साह के साथ कसरत के प्रयासों के बाद कई लोग हारे हुए खिलाड़ी की तरह, शरीर में वांछित परिवर्तन के बिना ही घर लौट आते हैं!

आपकी सुबह की कसरत-व्यायाम गतिविधियों से बेहतर परिणाम पाने के लिए, एक या दो बिंदुओं पर ध्यान देने से फायदा हो सकता है।

पहला, अपनी सुबह की गतिविधि से पहले चाय या किसी भी तरह का इंसुलिन बढ़ाने वाला पदार्थ न लें!

आप पूछेंगे, 'क्यों? उससे मुझे अपनी सुबह की शुरुआत करने के लिए शक्ति मिलती है!'

मैं समझाता हूँ! जब आप सुबह की कसरत से पहले चीनी या दूध वाली चाय पीते हैं, तो प्रबल संभावना रहती है कि आपके शरीर में इंसुलिन रिलीज़ को बढ़ावा मिलेगा। इंसुलिन की दो भूमिकाएं हैं। यह अतिरिक्त ग्लूकोज़ को ग्लाइकोजन में बदलता है। साथ ही, शरीर में ग्लूकोज अब उपलब्ध है- इसलिए यह फैट सेल्स को अभी 'नहीं जलने' का सिग्नल भेजता है।

इसलिए, सुबह की चाय पीने का मतलब है कि रात भर के उपवास के बाद, आपका शरीर, जो किटोसिस की स्थिति में जाने वाला था, वह पुनः ग्लूकोज़ पर निर्भर हो जाता है। फैट

फिर एक और दिन के लिए शरीर में ही रह जाने के लिए तैयार हो जाता है।

अगर आप सुबह का इंसुलिन बढ़ना रोक पाते हो, तो आपकी सुबह की गतिविधियां आपका फैट डिपॉज़िट कम कर देंगी। इसके परिणामस्वरूप आपकी व्यायाम गतिविधियों में और तेजी आएगी, क्योंकि अब आप अपने सही वज़न की ओर बढ़ रहे होंगे।

एक और बात, जब आप व्यायाम करें तो आपको उसका उद्देश्य पता होना चाहिए। अगर आपका वज़न अधिक है, तो क्या आप फैट घटा कर वज़न कम करना चाहते हैं? अथवा आप अपने शरीर की लचक बढ़ाना चाहते हैं? या आप अपनी मांसपेशियों की शक्ति बढ़ाना चाहते हैं? यह महत्वपूर्ण है, क्योंकि आपका उद्देश्य निर्धारित करेगा कि आपके लिए किस तरह की कसरत बेहतर है।

कुछ विशेषज्ञ कहते हैं कि वज़न कम करने के लिए, ऐरोबिक एक्सरसाइज़ की जानी चाहिए। मांसपेशियों की शक्ति के लिए एनऐरोबिक एक्सरसाइज की जानी चाहिए। आपने कई शौकिया बैडमिंटन खिलाड़ियों को देखा होगा जो प्रतिदिन पसीना बहाते हुए तीन-तीन गेम खेलने के बावजूद उनका मोटा पेट ज्यों का त्यों बना रहता है। अपने मोटे पेट को कम करने के लिए आपको किटोसिस की उस अवस्था में पहुंचना होता है जहां इंसुलिन वसा जलने को अवरुद्ध न कर रहा हो। ऐरोबिक एक्सरसाइज़, जैसे तेज चलना या जौगिंग वजन कम करने के लिए आवश्यक है। बैडमिंटन खेलने के लिए कोर्ट में जाने से पहले आपके लिए यह महत्वपूर्ण है कि अपना वज़न कम करके (अगर वज़न अधिक है तो) पहले उचित आकार पाया जाए। लेकिन आपको कोई स्वास्थ्य समस्या हो तो निश्चित ही अपने डॉक्टर से सलाह लेने की आवश्यकता होगी ताकि यह जाना जा सके कि आपके लिए क्या उचित है।

अब, सुबह छह बजे किटोसिस की अवस्था में पहुंचने के लिए, एक्सरसाइज़ से पहले सुबह की चाय छोड़ने के अतिरिक्त आपको अपने शरीर के लिए एक और काम करना होगा। रात में सामान्यतः पाचन शक्ति शिथिल होने के कारण रात को भोजन न करें। इंसुनिल रिसाव होने का बुनियादी स्तर तय है; लेकिन शरीर को अतिरिक्त इंसुलिन से मुक्त करने के लिए उसे लगभग 12 घण्टों का आराम दिया जाना चाहिए। अर्थात् शाम को 6 बजे भोजन करने से आपके शरीर को वो पर्याप्त समय मिल जाएगा, जब आप जमा फैट को कम करने की उम्मीद कर सकते हैं। यह कुछ-कुछ वैसा ही है जैसे शरीर कहता हो कि अपनी फिक्स डिपॉज़िट को उपयोग करने से पहले हाथ में उपलब्ध नकदी को खर्च किया जाए। यह बिल्कुल तार्किक है!

अब, यदि आप अपना आखिरी भोजन जल्दी ले सकते हैं तो इससे आपको बेहतर नींद में भी मदद मिलेगी। जब आप अपनी आँखे बंद करेंगे (यह ताज़गी देने वाली सुधारात्मक नींद से भिन्न है) तब आपके शरीर को पाचन कार्य नहीं करना पड़ेगा।

और एक महत्वपूर्ण बात, मोबाइल और टीवी की स्क्रीन की रोशनी का प्रभाव हमारे शरीर को कहता है कि अभी दिन है जबकि रात के ९ बज रहे होते हैं। इससे मेलाटोनिन जो हमारे शरीर को आराम देता है और सुधारता है, के रिसाव में देरी होती है। मेलाटोनिन द्वारा प्रदान

आराम सुबह ताज़गी से उठने के लिए बहुत आवश्यक है। लेकिन अफ़सोस! हम हमेशा सुबह अच्छे बच्चों की तरह बिस्तर से जल्दी उठने के लिए स्वयं को लगभग धकेलते हैं और नींद के साथ समझौता करते हुए सुबह बहका-सा महसूस करते हैं! कहा जाता था 'अर्ली टु बेड एंड अर्ली टु राईज़'- लेकिन लगता है कि हम उस बात को भुला चुके हैं कि जल्दी सोना भी जरूरी है। प्राइम टाइम टीवी या प्राइम टाइम स्लीप – आपको चुनना होगा क्योंकि सूरज की रोशनी जाने के चार घंटे बाद जो मेलाटोनिन शरीर में आना चाहिए वह टीवी या मोबाइल के फुल स्पेक्ट्रम लाईट के कारण रात देरी से आता है। सुबह मेलाटोनिन का कार्य पूर्ण होने से पूर्व हम शरीर को जगा देते हैं जो कि उचित नहीं है। मेलाटोनिन को अपना कार्य पूर्ण करने के लिए यह बेहतर होगा कि शाम 6 बजे के बाद टीवी एवं मोबाइल स्क्रीन से बचें। 9-10 बजे सो जाएं और सुबह शरीर को ही निर्णय लेने दें कि कब उठना है।

सूर्य की रौशनी में बाहर निकलने से शरीर को जीवंत रहने के लिए आवश्यक संदेश मिलता है। सुबह के 6 बजे या शाम को 4 बजे - चाय से बेहतर यही उपाय है। इस प्रकार सूरज हमें दिनभर में चाय और चीनी छोड़ने में शायद मदद करेंगे। फिर हम दिन का शुभारंभ बिना चाय से हीकर पाएंगे।

लेखक, मध्यप्रदेश कैडर के भारतीय प्रशासनिक सेवा के सदस्य हैं। लेखक तक raghurajmr@gmail.com से पहुंचा जा सकता है। विचार निजी है।

14
तेरी निंदिया रे :

तेरी निंदिया रे :

-रघुराज राजेंद्रन

क्या आपने बेहतर नींद की ज़रूरत महसूस की है? क्या आपको लगता है कि आपकी नींद आपको पूरी तरह से आराम नहीं देती है? क्या आपको लगता है कि आपको दिन में चुस्त बने रहने के लिए चाय की बहुत ज़रूरत है? आगे पढ़िए।

नींद कितनी अच्छी है, यह कई बातों पर निर्भर होता है।

हमारी नींद में मेलाटोनिन हार्मोन की भूमिका को बारीकी से समझने की जरूरत है। सामान्य रूप से, पूर्ण स्पेक्ट्रम प्रकाश के चले जाने के लगभग 3-4 घंटे बाद, मेलाटोनिन को मानव शरीर में, पीनियल ग्रंथि द्वारा स्राव किया जाता है। एक पूरी तरह से प्राकृतिक वातावरण में पूर्ण स्पेक्ट्रम प्रकाश से हमारा मतलब सूरज की रोशनी से है। यानी, सूर्यास्त के 3-4 घंटे बाद, मेलाटोनिन शरीर द्वारा उत्पन्न किया जाता है। यदि सूर्यास्त शाम 6:00 बजे तक होता है, तो मेलाटोनिन का स्राव लगभग रात्रि 9:00 से 10:00 बजे बजे शुरू होता है। इसके असर से हम नींद महसूस करते हैं या यूं कहें कि- सामान्य तौर पर हमें इस समय नींद आनी चाहिये।

मेलाटोनिन की भूमिका क्या है? यह हमारे शरीर को अच्छी नींद लेने में मदद करता है। यह शरीर को फिर से नई ऊर्जा देता है, शरीर की मरम्मत करता है और इसे हानिकारक पदार्थों से मुक्त यानी डिटॉक्सिफाई (detoxify) करता है। यह सब के लिए, इसे लगभग 6 घंटे का समय लगता है। अर्थात्, अगर मेलाटोनिन लगभग 10:00 बजे रात्रि को स्रावित होता है, तो इसका प्रभाव तब से लेकर, सुबह 4:00 बजे तक होगा। दिन का सबसे गहन

अंधकार का समय रात 10:00 बजे से सुबह 2:00 बजे है। यह वह समय है जब हमें अपनी नींद से समझौता नहीं करना चाहिए। क्योंकि इस समय नींद सबसे अच्छा काम करती है!

लेकिन आधुनिक जीवन में, शरीर की यह लय बिगड़ जाती है। शरीर जो पूर्ण स्पेक्ट्रम प्रकाश के चले जाने के 3-4 घंटों के बाद मेलाटोनिन को रिलीज करने के लिए प्रकृति द्वारा क्रमादेशित है, सूर्यास्त के बाद भी पूर्ण स्पेक्ट्रम रोशनी के संपर्क में आता है जब हम एलईडी टीवी या मोबाइल की स्क्रीन देखते हैं। इसलिए, जब हम रात 9:00 बजे फेसबुक या ट्विटर का उपयोग करके स्क्रीन को देखते हैं या जब हम प्राइम टाइम टीवी डिबेट को देखते हैं, तो हम अनजाने में अपने शरीर को यह मानने के लिए मजबूर करते हैं कि यह दिन का समय है। यह मेलाटोनिन के स्राव में देरी करता है। मान लें , अगर यह देरी सुबह 2:00 बजे तक हो जाती है, तो मेलाटोनिन केवल 8:00 बजे तक ही शरीर को ताज़ा करने की अपनी दिनचर्या को पूरा करने में सक्षम होगा – क्योंकि इसे इसके काम के लिए लगभग 6 घंटे की आवश्यकता होती है। लेकिन सुबह 6 बजे सूरज की रोशनी भी वापिस आ जाती है |

मानो, हम अपने शरीर को सुबह 6:00 बजे जागने के लिए बताते हैं। हम सोचते हैं कि हम रात 10 बजे से सुबह 6:00 बजे तक 8 घंटे सो चुके हैं। हालांकि, मेलाटोनिन स्राव के बाद की नींद केवल 4 घंटे है अगर 10 बजे तक हमने टी वी देखा । फिर प्रातः 6:00 बजे के बाद से जब सूरज की रोशनी मौजूद होती है, मेलाटोनिन का प्रभाव बाधित होता है। इसका मतलब यह है कि हम शाम को 6:00 बजे के बाद स्क्रीन-मोबाइल या टीवी- के संपर्क में आने की वजह से की गहरी ताज़गी भरी नींद नहीं ले पाते हैं। ।

तो क्या किया जाना चाहिए ? शाम 6 के बाद फोन कॉल को छोड़ना बहुत मुश्किल होगा क्योंकि कोई जरूरी संदेश हो सकता है । लेकिन हम शाम 6 बजे के बाद मोबाइल पर एसिंक्रोनस (asynchronous) संचार में कटौती करने की कोशिश कर सकते हैं। एसिंक्रोनस संचार से मेरा मतलब है कि वह संदेश जिसमें आपको तत्काल प्रतिक्रिया देने की आवश्यकता नहीं है जैसे कि एक एसएमएस । हां, इसका मतलब यह है कि हम शाम को व्हाट्सएप और यूट्यूब का आनंद नहीं ले पायेंगे । या यूं कहें कि हम सूर्यास्त के बाद रेडियो, किताब पढ़ने और बातचीत को अपनाएं । इस तरह जब हम रात 10:00 बजे सोने जाएंगे तो हमारी नींद गहरी होगी । इसके अलावा, हम स्वाभाविक रूप से सुबह जल्दी उठेंगे और अलार्म के बिना जागृत अवस्था में आकर तरोताजा महसूस करेंगे।

अलार्म का अत्याचार आज कई युवा जीवन को विषाक्त कर रहा है। सोने के घंटों की परवाह किए बिना, मेलाटोनिन रिलीज में हुई बाधा की परवाह किए बिना, हम अपने शरीर को एक निश्चित समय के अनुसार उठने के लिए मजबूर करते हैं। हर दिन, हमें कम-ज्यादा नींद की आवश्यकता होती है जो इस बात पर निर्भर करती है कि दिन के दौरान हमारे साथ क्या हुआ। निश्चित रूप से यह जानकारी टाइमपीस तक नहीं पहुँचती है। यह बस हमें

निर्धारित समय पर जगाता है और इस प्रक्रिया में हमें नींद पूरी नहीं करने देता है। क्या हम सुबह में निद्राग्रस्त महसूस नहीं करते हैं और यह नहीं लगता है कि जैसे हमें अधूरी नींद आई है? विचार यह है कि शरीर को अपने सामान्य चक्र का पालन करने दें। खुद को लार्क्स (larks) और उल्लू (owl) के रूप में वर्गीकृत करने से पहले, आइए हम पहले शरीर को आधुनिक जीवन द्वारा लाए गए बाहरी पूर्ण स्पेक्ट्रम प्रकाश के अत्याचार से दूर ले जाएं।

यदि हम गाँवों में रहने वाले लोगों के साथ बातचीत करते हैं, तो वे तुरंत गाँवों में "जल्दी" सोने और "जल्दी" उठने की आदत के प्रचलन को मानेंगे। भारतीय परंपरा प्रातः 3:45 बजे 'ब्रह्म मुहूर्त' को उपयुक्त समय मानती है जिसमें व्यक्ति को उठना और सक्रिय होना चाहिए। लेकिन यह सब तब संभव है जब हम स्मार्ट फोन का उपयोग स्मार्ट तरीके से करें। यह इस बात पर निर्भर करता है कि हम किसे अधिक महत्व देते हैं - प्राइम टाइम टीवी को या प्राइम टाइम नींद को।

इस तरह, यह स्पष्ट है कि वास्तव में नींद के घंटों का इतना महत्व नहीं है। नींद की लंबाई केवल एक मापदंड है। आपकी नींद की गहराई उचित प्राकृतिक हार्मोनल रिलीज द्वारा भी निर्धारित होती है।

साथ ही, रात का भोजन आपके शरीर को, रातों में तनाव में डाल देता है। जानवरों में चयापचय दर (metabolic rate) रात में कम हो जाती है। मगरमच्छों में, यह इतना स्पष्ट है कि वह रात में खाने के लिए कदम बढ़ाने में कई बार सक्षम नहीं होते हैं। हम मनुष्यों में, अंधेरे के बाद भोजन को पचाने में मुश्किल होती है। यदि हम सोते समय अपने पाचन तंत्र को आराम देने में सक्षम होते हैं, तो यह हमारी नींद की गुणवता में एक और आयाम जोड़ता है। हां, इसके लिए हमें देर रात के रात्रिभोज छोड़ने होंगे।

रात में दिन के आभास की इस उलझन का ठीक उलट हमारे साथ दिन के समय होता है। हम में से बहुत से लोग इतने भाग्यशाली नहीं हैं कि उनके कार्यालय में पर्याप्त प्रत्यक्ष सूर्य का प्रकाश आता हो। हम दिन में कृत्रिम प्रकाश व्यवस्था की मदद से काम करते हैं। पर क्योंकि यह पूर्ण स्पेक्ट्रम प्रकाश नहीं है, हमारा शरीर निद्रामय अनुभव करता है और हम थका हुआ महसूस करते हैं। ऐसे में हम चाय या कॉफी की जरूरत महसूस करते हैं जिससे हम अत्यधिक चीनी के साथ हमारे शरीर में रसायनों को इंजेक्ट करके "ताज़ा" महसूस करने का प्रयास करते हैं, जिसके अपने नकारात्मक परिणाम होते हैं। हम यह समझ कर इससे बच सकते हैं कि शरीर की थकान केवल धूप की कमी के कारण होती है। चाय ब्रेक के बजाय दो मिनट का धूप ब्रेक लें। यह आपको कुछ महत्वपूर्ण विटामिन भी प्राप्त करने में मदद करेगा।

हमारे शरीर को प्रतिदिन ऊर्जादायक, शुद्धीकारक नींद से वंचित करने का परिणाम विनाशकारी हो सकता है। लेकिन यह हमारे हाथ में है कि हम अपने शरीर को उसकी

प्राकृतिक लय में छोड़ कर अपने जीवन को सुचारू रूप से चलने दें । आपको अच्छी रात्रिनिद्रा की शुभकामनाएं ।

3SEffect

15

"Outlook"

अनुलग्नक IV

"Outlook"

खुद को फिट और एक्टिव रखनें के लिए के लिए इन तीन आदतों को छोड़, रुटीन में शामिल करें ये तीन चीजें

OCT 16 , 2019

आधुनिक युग की बढ़ती मांगों ने आज विश्व के लगभग हर व्यक्ति के जीवन को तनावग्रस्त बना दिया है। हालांकि, मेरे लिए यह समझना आसान है कि कलेक्टर या अधिकारी पर काम का बोझ बहुत है। लेकिन, सच तो यह है कि हम सभी में रोजमर्रा के जीवन का तनाव है, स्वास्थ्य की चिंता है और आज की जीवन शैली से जुड़ी बीमारियों का खौफ है। इन सब बातों ने मुझे यह सोचने पर मजबूर किया कि व्यक्तिगत स्तर पर मैं वजन कम करने और अपनी फिटनेस के लिए क्या कर सकता हूं? मैं पिछले दो वर्षों के अपने अनुभव को साझा करना चाहता हूं। शायद आपको भी मदद मिले।

दो वर्षों में मैंने 16 किलो वजन कम किया। मैंने सुबह जल्दी उठना शुरू किया। दिनभर की दौड़धूप के बावजूद मैं चुस्त दुरुस्त महसूस करता हूं और मैं अपनी ऊर्जा को दिनभर सकारात्मक कार्यों में लगा पाता हूं। मैं अब अच्छी तरह से नींद पूरी कर पाता हूं। इन सब बातों से लग रहा होगा कि मैं अपना ही ढोल पीट रहा हूं। लेकिन मैंने जो महसूस किया है वह बताना भी तो जरूरी है।

मेरे लिए यह सब इतना आसान भी नहीं था। लेकिन आपको मैं एक सरल रास्ता सुझा सकता हूं। उसके लिए मैं जिस रास्ते पर चला था, उसके बारे में जिक्र करना होगा- दो साल पहले जब मैं भोपाल में था, तब मैंने यह कोशिश शुरू की। मेरे एक मित्र की पत्नी, जो एक डॉक्टर हैं, ने मुझे यू-ट्यूब पर डॉ. दीक्षित की डाईट प्लान पर एक वीडियो के बारे में बताया।

मेरे लिए इस वीडियो की विश्वसनीयता अधिक इसलिए थी क्योंकि इसमें कुछ भी बेचने की कोशिश नहीं की जा रही थी। इस वीडियो में दिन में दो बार आहार लेने और आहार को 55 मिनट के अंदर समाप्त करने के नियम को अपनाने पर जोर है | और यदि कोई डायबिटिक हो, तो रिफाइंड चीनी से परहेज करने का बताया गया है।

इसके पीछे जो बायोकैमिकल तर्क दिया गया है, वो बहुत सरल है– हर बार जब आप आहार लेते हैं तो शरीर में इंसुलिन रिलीज होती है। यदि अधिक इंसुलिन रिलीज होगी तो शरीर में इंसुलिन सहिष्णुता होगी और डायबटीज हो जाएगी।

जब मैं लाल बहादुर शास्त्री राष्ट्रीय प्रशासन अकादमी, मसूरी में उपनिदेशक बना तो मैंने इस डाईट को चुना। वहां मेरा परिवार मेरे साथ नहीं गया था और मुझे खाना पकाने का कोई अनुभव भी नहीं था। इसलिए मेरे लिए रात का भोजन छोड़ना शायद आसान था या यूं कहें मजबूरी थी। चूंकि मैं डायबिटिक नहीं था तो मैं दिन में दो बड़े आहारों के साथ चीनी और चीनी से बने पदार्थ लेता रहा। मुझे रात को बहुत जोर से भूख लगती थी लेकिन मैं जैसे-तैसे उस पर काबू पाकर सो जाता था। कभी-कभी मैं चोरी से थोड़ा दूध-म्यूजिली खा भी लेता था।

नियमित व्यायाम और डाइट से मेरा वजन कम हो गया। कभी-कभी ऐसा भी समय आया जब मुझे इच्छाशक्ति में भारी कमी का अहसास हो रहा था। शायद इसलिए कि मेरा परिवार मुझसे दूर भोपाल में ही था। हालांकि डिनर किए बिना सो जाना बहुत बड़ा प्रयास था, लेकिन सुबह होते ही, खाने के लिए तड़प गायब होती थी और हैपी वैली में बैडमिंटन और स्कावश के कई गेम मैं मजे से खेल पाता था। यह मुझे थोड़ा अजीब लगता था क्योंकि मेरे पिछले भोजन और रात्रि में अंतराल कम था और पिछले भोजन और सुबह में अंतराल अधिक । मेरी भूख बढ़नी चाहिए थी।

इस स्थिति में ऑस्ट्रेलिया के अपने एक दोस्त के सुझाव पर मैंने "That Sugar Film" देखी। मूवी में रिफाइंड शुगर के बिजनेस के बारे में बताया गया है और कैसे इसकी लत समाज के लोगों के स्वास्थ्य के लिए हानिकारक है। यह मूवी जोकि अच्छी-खासी डॉक्यूमेंटरी है, जिंदगी बदल देने वाली है। चीनी और मीठा ने आज समाज में लगभग हर व्यक्ति को अपने चपेट में ले लिया है। इस मूवी में यह स्पष्ट वर्णित है कि कैसे चीनी से हमारे सेहत पर विपरीत प्रभाव पड़ता है। लेकिन भयानक बात यह है कि यह लत समाज के सबसे कमजोर वर्ग को ज्यादा प्रभावित करता है क्योंकि चीनी और मीठा सस्ता एवं आसानी से उपलब्ध है।

जब मैं समाज में इसकी लत की बात करता हूं तो मैं यह संकेत देना चाहता हूं कि एक व्यक्ति ही नहीं पूरा समाज शुगर की इस खतरनाक लत से ग्रस्त है। मूवी ने मुझे शुगर छोड़ने पर मजबूर किया और अचानक मैंने देखा कि मुझे रात को भूख के कारण जो पीड़ा

होती थी, वो पूरी तरह से खत्म हो गई। यह क्या हो रहा है?

शुगर (कोई भी अत्यधिक ग्लेस्मिक इंडेक्स आहार) हमारे खून में ग्लूकोज लेवल को अत्यधिक बढ़ा देता है और थोड़ी देर बाद यह अत्यधिक कम हो जाता है। जब ग्लूकोज की मात्रा कम हो जाती है तो हमें और अधिक शुगर लेने की इच्छा होती है। इसका मतलब यह है कि यदि मैंने शुगर छोड़ा तो, "एक दिन में दो बार भोजन लेने" की दीक्षित डाईट को ज्यादा आसानी से कर पाऊंगा और सचमुच यही हुआ।

अगर आप अपने शरीर से इंसुलिन को निकलने के लिए बारह घंटे दे सकते हो, तो कीटोसिस प्रक्रिया शुरू होती है और वसा जलने लगती है। मेरा ऊर्जा स्तर इसलिए अच्छा था क्योंकि ग्लूकोज लेवल एकदम बढ़ने और क्रैश डाउन होने के बजाय स्थिर होकर धीरे से कम होता था। सुबह की खेलकूद गतिविधियों से अब वसा डिपॉजिट काफी कम हो गया क्योंकि इंसुलिन न रहने पर वसा जलकर शरीर को ऊर्जा प्राप्त होती है।

इससे होने वाला एक और अच्छा नतीजा है। दिन में पाचन प्रक्रिया भली-भांति पूरी हो जाती है, तो रात को नींद और अच्छे से पूरी होती है। समान घंटों की निद्रा से निद्रा की पूर्णता का आभास होता है या यूं कहें कि नींद गहरी और पूरी होती है।

रिफाइंड शुगर और चीनी वाले उत्पादों के खतरनाक प्रभाव के बारे में भावी और वर्तमान पीढ़ी को एकजुट होकर शिक्षित करने की जरुरत है। लोगों में इस बात की जागरुकता लाने से चीनी, फिटनेस तथा चिकित्सा का व्यापार जोखिम में आ जाएगा और इसलिए आप आश्चर्यचकित न हों यदि, आप तक ये सब बातें समय पर नहीं पहुंचती हैं।

संक्षिप्त में तीन आदतों को छोड़ें एवं तीन आदतों को अपनाएं। छोड़ें- शुगर (चीनी), स्नैक्स और सपर (रात्रि भोजन)। अपनाएं- खेलकूद, संगीत और अच्छी गहरी नींद। यदि आप चीनी से दूर रहना शुरू करते हैं तब यह यात्रा आपके लिए आसान हो सकती है। आप सभी को सुखद और स्वस्थ जीवन की शुभकामनाएं।

(लेखक भारतीय प्रशासनिक सेवा,
मध्य प्रदेश कैडर के सदस्य हैं और ये उनके व्यक्तिगत विचार हैं।)